酒好き医師が教える もっと！最高の飲み方

肝臓専門医 浅部伸一 監修
葉石かおり 著

日経BP

はじめに

三度の飯よりお酒が好きだけど、こんなに飲んでいて体は大丈夫なのだろうか？

これは酒好きだったら、誰もが一度は抱く不安。第二のお年頃（中年）になったら、なおさらこの不安は増す。

このところ何だか慢性的に体がだるいし、体重だって年々増えている。いやいや、それより以前と同じように飲んでいても、翌日に残るようになってきた。中性脂肪をはじめ、血液検査のデータも良くないし……。

酒好きの人と会うと、しらふのときは大概こんなことを口にする。だが、ひとたび酒が入れば、「酔っ払い最高、うぇーい」となるのだが、それでも心の片隅に健康についての不安を抱えて生きているのだ。しかし、やっぱり酒は止められない。「好き」なのだから、仕方がない。

いや、「仕方がない」で済ませてしまっては、世界中にごまんといる酒好きが救われないではないか。そうだ、私が酒好きを代表し、みんなが抱く疑問や不安を、医師や大学の先生をはじめとする専門家にぶつけてこよう。そんな思いで書いたのが、本書である。

酒好きの〝磁力〟とでも言うのだろうか、不思議なことに、取材させていただいた先生方の多くが、酒好きであった。そのおかげもあって、先生方のアドバイスは、「健康は気になるけど、酒は止めたくない」という酒好きの思いを汲んだものばかりだ。なので「長生きしたいなら酒を飲んじゃダメ」なんてご無体なことは一切書いていないので、どうか安心して読み進めていただきたい。

もちろん、前作『酒好き医師が教える最高の飲み方』を読んでくださった方にも満足してもらえるよう、今回も新ネタをたっぷりご用意した。1章は、血糖値や中性脂肪、尿酸値など、健康診断でもおなじみの検査値と飲酒の関係を明らかにしている。次いで2章では、体質によって変わる酒乱と骨折のリスクについて。3章では、ちょっと怖いがんと、老化の〝主犯〟である糖化について言及している。そして4章では、誰もが知りたい二日酔いや悪酔い予防の効果を持つ、漢方や酢酸菌酵素について語り、ラストの5章は、肝炎や薄毛といった飲酒のリスクについて。「これでもか」というほど情報が詰まっている。

酒好きにとっては思わず「ほー」と言ってしまう飲み会で使えそうな軽いネタもあれば、酒を飲むことがちょっと不安になりそうな話もある。まさに「酒好きによる、酒好きのための福音書」なのだ。

本書の大きな特色として、もう一つ挙げておきたいのは、「わかりにくい難しい話を、やさしい言葉でわかりやすく解説した」ということ。それは私自身が医療従事者ではなく、酒ジャーナリストだというのもある。また、いくらいいことが書いてあっても、難しい専門用語が羅列してあるばかりでは読む気にならない。少しくらい酔っていても、ページをめくれば健康と酒に関する知識が頭にすーっと入る……というとちょっと言いすぎかもしれないが、そのくらいかみ砕いて書かせていただいた。

さて、先ほど「安心して読み進めていただきたい」と書いたばかりだが、序章ではいきなり2018年に医学雑誌LANCET（ランセット）で発表された論文を基に、少量の飲酒でも病気のリスクが上がることに触れている。この話を入れた理由は、酒好きに崇拝される「（適量は体にいいという）Jカーブ効果」を過信しないでほしいという思いからだ。わずかなメリットに光を見い出し、酒のリスクに目をつぶることは、自ら命を縮めてしまうことになる。だからこそ、今一度、自分の飲酒量を見直し、どういうリスクがあるかを把握してほしい。

前作を出版してから2年経過した今、体重や血液検査の数値はキープしたまま。欲を言えば、あと3キロ体重を落としたかったし、中性脂肪の値ももっと下げたかったが、キープできただけでも良しとしている。大きく変わったのは本書でも出てくる食後高血糖が改善したこと。これは飲み方を「意識」したからだ。前作でも述べたが、飲み方をほんの少し意識し続けるだけで、大きな変化が体や数値に表れるのだ。

健康を損なうことなく、酒を一生の友とするためにも、本書が少しでもお役に立てたら、筆者にとってこれ以上の「肴」はない。

２０１９年11月吉日

酒ジャーナリスト　葉石かおり

酒好き医師が教える もっと！ 最高の飲み方　目次

序章

「酒は百薬の長」は
ウソだった!?

少量飲酒

お酒はわずかな量でも病気のリスクを上げる？

答える人：吉本尚さん
筑波大学地域総合診療医学

酒を全く飲まないより、適量飲んだほうが体にいい――「酒は百薬の長」という言葉は、今もなお多くの人に信じられている。それを裏付けるものとして、「**Jカーブ効果**」という言葉もある。横軸に飲酒量を、縦軸に死亡率をとってグラフにすると、飲酒量が増えるにつれて、あるところまでは死亡率が下がり、それ以降は上がっていくので、グラフの形が「J」になるのだ。

そして、死亡率が最も低いところが「適量」というわけだ。**日本では、1日当たり、純アルコール換算で20ｇ（女性はその半分程度）が適量とされている。**

ところが、世界的にアルコールのリスクについての研究が進み、2018年4月には、医学雑誌LANCET（ランセット）に、英国の研究で、「死亡リスクを高めない飲酒量は、純アルコールに換算して**週に100gが上限**」と報告された（注1）。

そして、同年8月には、やはりLANCET誌に、「195の地域で23のリスクを検証した結果、**基本的に飲酒量はゼロがいい**」と結論づけた論文が掲載された。LANCET誌は世界的にも権威のある医学雑誌の一つで、その影響はとても大きく、ニュースなどでも取り上げられた。

それにしても、「ゼロがいい」という結論は衝撃である！

果たして、安全な飲酒量は、今よりもさらに少ないほうがいいのか。少量の飲酒であってもリスクがあるのか。つまり、「酒は百薬の長」は間違いだったのか？

そこで、飲酒と健康についての研究を手掛ける医師で、筑波大学地域総合診療医学准教授であり、北茨城市民病院附属家庭医療センターの「飲酒量低減外来」で診療を行っている、吉本尚さんに、「適切な飲酒量」の最新事情について話を聞いた。

「Jカーブ効果」は幻だった？

「Jカーブ効果」の根拠になった研究報告の例としては、欧米人を対象とした海外の14の研究をまとめて解析した結果のグラフがある（図1）。これによると、男性については1日当たりのアルコール量が10〜19gで、女性では1日9gまでが最も死亡率が低く、それ以降は、アルコール量が増加するに従って死亡率が上昇することが示されている（注2）。

また、国内のコホート研究として、2005年に国内の40〜79歳の男女約11万人を9〜11年間追跡した結果を発表している。それによると、総死亡では男女ともに1日平均23g未満で最もリスクが低くなっている（注3）。

しかし、吉本さんによると、以前からこのJカーブについては、研究者の間で「ちょっとおかしいのでは？」と疑問視する声も上がっていたのだという。具体的には、「全く飲まない人の死亡リスクがこんなに高くはならないのではないか、という指摘です。飲酒が血管に対していい効果があるとしても、ほかの病気についてはリスクが上がりますから」と吉本さんは話す。

本当に飲酒量は「ゼロ」がいいのか？

図1　アルコール消費量と死亡リスクの関係（海外）

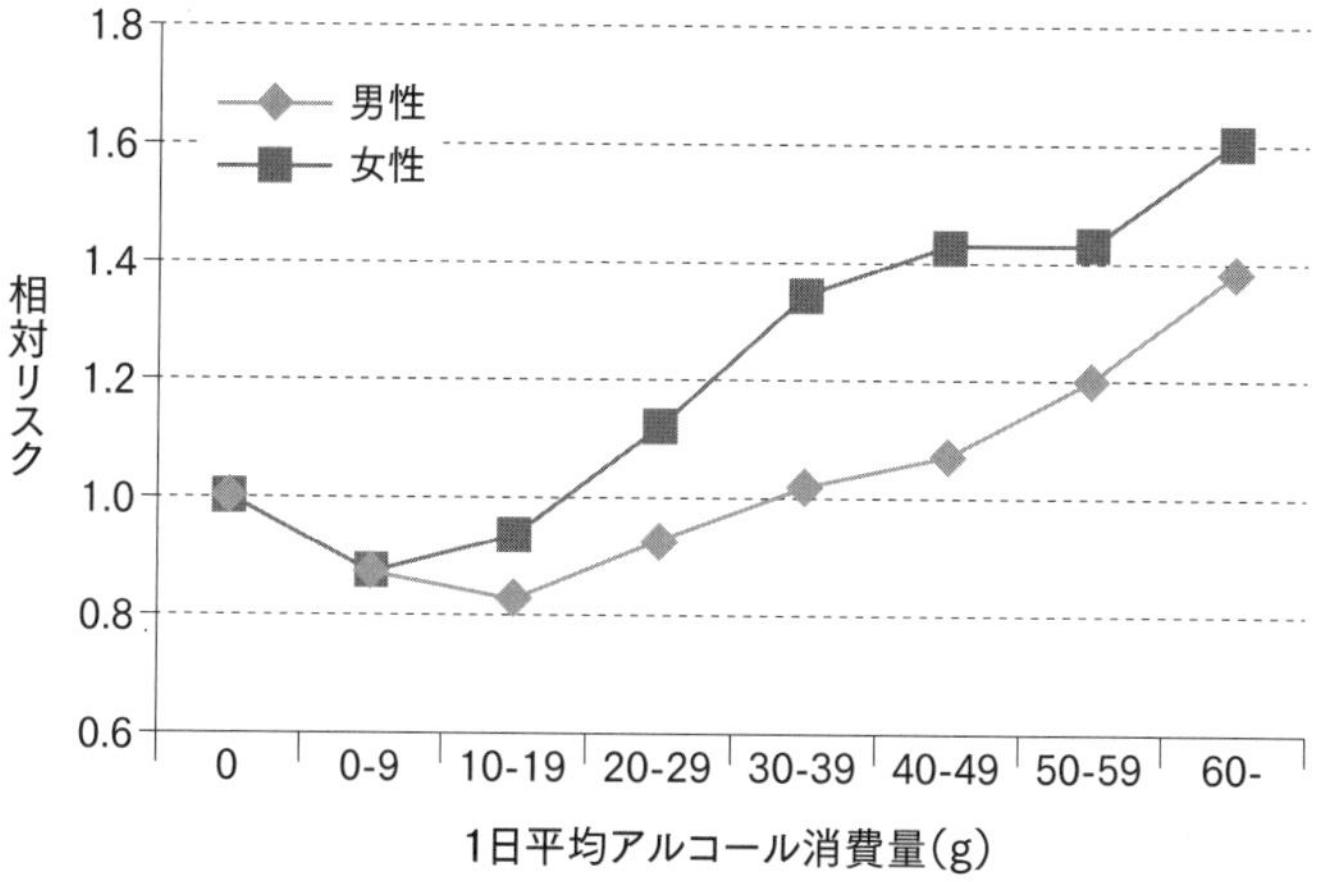

海外の14の研究をまとめて解析した結果。適量を飲酒する人は死亡リスクが低い傾向が確認できる（Holman CD,et al. Med J Aust. 1996;164:141-145.）

それでは、いよいよ本題に突入したい。LANCET誌に掲載された論文で、「基本的に飲酒量はゼロがいい」と言い切っているのは、いったいどういうことなのだろう。

「この論文は、1990年～2016年にかけて195の国と地域におけるアルコールの消費量とアルコールに起因する死亡などの関係について分析したものです。この論文では最終的に、健康への悪影響を最小化するアルコールの消費レベルは〝ゼロ〟であるとしています。つまり、全く飲まないことが健康に最もよい、と結論づけているのです」

酒好きにとっては酷ともいえる〝ゼ

図2　アルコール消費量とアルコール関連疾患のリスクの関係

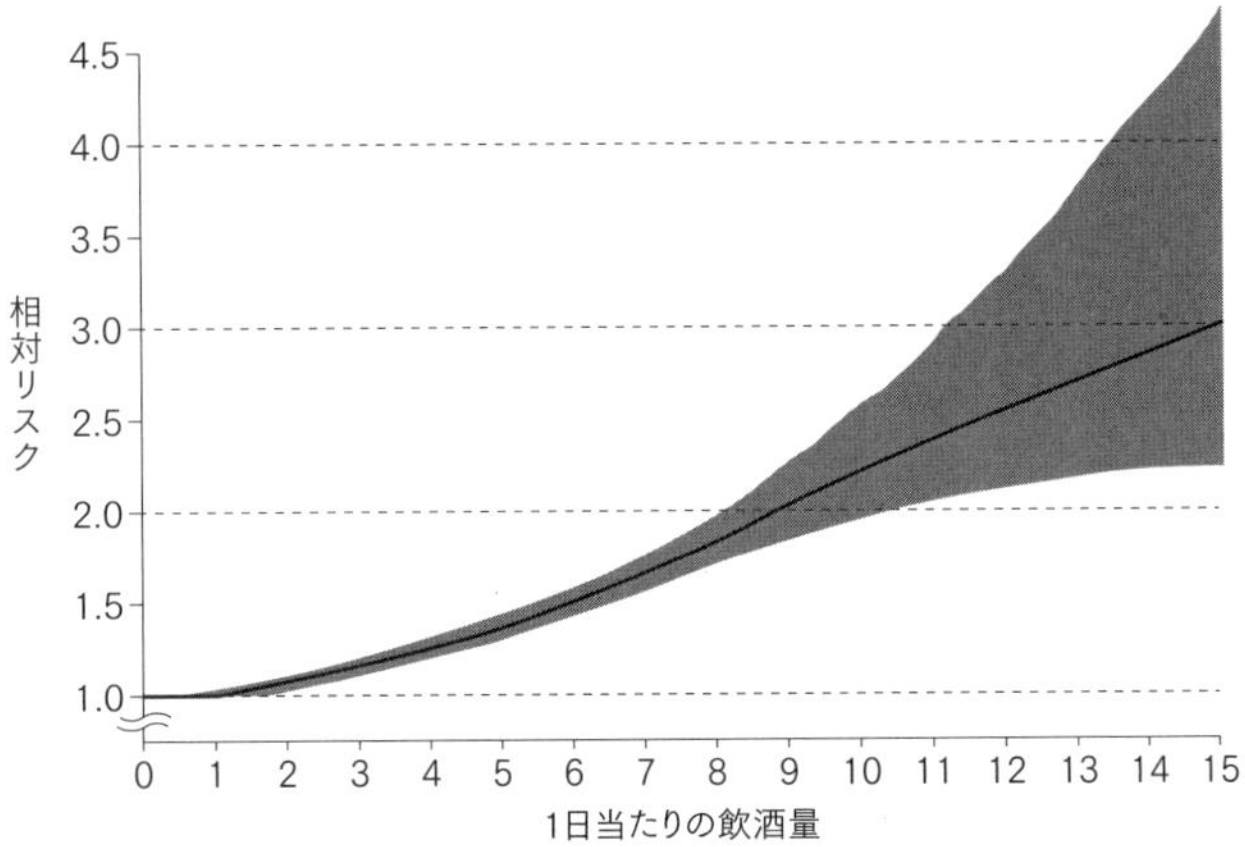

縦軸は相対リスク。横軸はアルコールの消費量で、1単位は純アルコール換算で10g。（Lancet. 2018;392:1015-35.を基に作成）

ロ〟という2文字。吉本さんによると、かなりインパクトがある論文として研究者の間で話題になったそうだ。「今回の研究結果のグラフ（図2）を見ると、純アルコール換算で10gくらいまではリスクの上昇はあるものの緩やかで、それより多くなると、明確に上昇傾向を示しています。つまり、飲むなら少量がいいよ、でもできたら飲まないほうがいいよ、ということですね」

なぜ、ゼロのほうがいいのか？　心疾患などついては適量の飲酒がリスクを減らすのではなかったのでは？

「ご指摘のように、この論文でも

虚血性心疾患（心筋梗塞など）については以前と変わらず、『少量飲酒で発症リスクが下がる』という結果が出ており、Ｊカーブが確認されています。しかし、乳がん、結核などほかの疾患のリスクは少量飲酒においても高まっていくので、心疾患などの予防効果が相殺されるのです」と吉本さんは説明してくれた。

ＬＡＮＣＥＴ誌に掲載されたこの論文は、研究者からすると「やっぱり出たか！」という感じだったのだそうだ。

「もちろん、一つの論文で結論を出すのは危険です。いろいろなデータを見て判断する必要があります」と吉本さんは前置きしつつも、「この論文の登場で、多くの医師・研究者が『少量飲酒が体にいいとは言えなくなってきた』と感じるようになっていると思います。特に、これまで研究者の中で『全く飲まない人の死亡リスクがこんな高いわけないよね？』と疑問に思われていた部分がクリアになったのは大きいでしょう。また、飲む人より、飲まない人のほうが、がんの発症リスクが低いという点についても裏付けの一つになったと考えています」

この結果を見ると、「適量までなら健康にいいから」と大手を振って飲むことはできないのだろうか……（涙）。

再考を迫られる「適量は1日20g」

また、同じLANCET誌に2018年4月に掲載された英国の研究で、「死亡リスクを高めない飲酒量は、純アルコールに換算して週に100gが上限」という結論になっている。こちらの論文では、アルコール摂取量が週に100g以下の人では死亡リスクは飲酒量に関わらず一定だったが、週に100gを超えると、150gくらいまでは緩やかに上昇、それ以降は急上昇している。

残念なことに、死亡リスクを高めない飲酒量が週100gまでというのは、前述した日本における「節度ある飲酒量」の1日当たり20gよりも、週当たりで40gも少ない。もちろん、一つの論文ですべてが決まってしまうわけではない。しかし、「適量が1日当たり20gというのは多すぎる。どうやら、**健康に配慮するならば減らす方向が望ましい**」という議論が、専門家の間で交わされていることは間違いないようだ。

少量の飲酒でも病気のリスクは上がるのだとしたら、これまで以上に、自分がお酒を飲むことに対するリスクについて考えなければならないだろう。

生きている限り、リスクを〝ゼロ〟にすることはできない。だからこそ、自分の体質やアルコール分解能力などを把握して、「どのようなリスクをどこまで受け入れるか」ということについて意識しなければならないのだ。

そのために、本書では、自分の体質に応じたお酒の飲み方について、第1章から解説していく。

血糖値が気になる人は、どんなお酒をどのように飲めばいいのか。中性脂肪、尿酸値が気になる人はどうすればいいか？

飲酒中に記憶がなくなる人、自分が酒乱ではないかと心配な人、がんなどの重大な病気とアルコールの関係が気になる人にも、ヒントとなる専門家の話をお伝えしたい。

「リスクを考えれば、飲酒量はゼロがいい」では、何とも味気ない。

ぜひ、自分にとっての「最高の飲み方」を見つけようではないか！

注1　Lancet. 2018;391(10129):1513-1523.
注2　Holman CD,et al. Med J Aust. 1996;164:141-145.
注3　Ann Epidemiol. 2005;15:590-597.

第1章

徹底検証！「血糖値」「中性脂肪」「尿酸値」と飲酒の関係

血糖値

お酒は血糖値を上げるのか、それとも下げるのか？

答える人：山田悟さん
北里大学北里研究所病院

酒好きの人が気にする健康診断の項目の一つに「**血糖値**」がある。お酒は血糖値を上げるという話がある一方で、下げるという説もある。どちらが本当なのだろうか。糖尿病専門医で、緩やかな糖質制限「**ロカボ**」の提唱者、北里大学北里研究所病院糖尿病センター長の山田悟さんに話を聞いた。

ご存じのように、血糖値とは血液中のブドウ糖の濃度のことで、血糖値が高い状態が続くのが、多くの合併症にかかるリスクを負う、恐るべき「糖尿病」だ。

私の場合、気が気でないのは、母を筆頭に親戚の多くが糖尿病、という家系だということ。叔父に至っては糖尿病の合併症のため、人工透析を長年行った後、壊疽《えそ》により両膝下を切断している。

最近では、食後に血糖値が急上昇する、いわゆる「**食後高血糖**」のリスクも知られるようになってきた。食後高血糖の人は心筋梗塞などの死亡リスクが上昇するという。また、食後高血糖は、老化の原因の一つ「**糖化**」を進めるという話もある（143ページ参照）。

昔は、糖尿病患者の人はお酒を控えたほうがいいと言われたが、最近は、アルコールは血糖値を下げるという話を耳にするようになった。後者としては、例えば、酒を飲むと血糖値が下がるので、糖質たっぷりのラーメンを〆《しめ》に食べたくなるという話だ。真相は不明だが、何とも説得力がある気がする。

恐ろしい食後高血糖は働き盛り世代にとって大問題

本題に入る前に、まず、糖尿病のエキスパートである山田さんに、「高血糖」そして「食後高血糖」のリスクを確認しておこう。

「糖尿病の原因となる『高血糖』、そして『高血圧』や『脂質異常』は、放っておくとドミノ倒しのようにさまざまな病気を発症します。この現象は『**メタボリックドミノ**』と呼ばれます」と山田さんはいう。

「ご存じのように、血糖値とは血液中のグルコース（ブドウ糖）の濃度のことです。糖質を摂取すると、その後、血糖値が上がります。血糖値が上がると、**インスリン**というホルモンが膵臓から分泌され、血糖値は下がります。このように私たちの体には、血糖値を一定に保つ仕組みが備わっているのですが、インスリンがうまく分泌されなかったり、効きが悪くなると、血糖値が下がらず、血糖値がずっと高い状態になってしまいます。これが糖尿病です。糖尿病は病状が進むと、**慢性腎臓病**になり人工透析を受けることになったり、**網膜症**を起こして失明したり、**神経障害**を起こして脚を切断するといった深刻な合併症を引き起こします。さらに、**動脈硬化**を進め、脳卒中、心筋梗塞などのリスクも上がります。最近では、日本人の最大の死因であるがんのリスクを高めることも分かってきました」

がんのリスクを高めることにもつながるとは！　高血糖、恐ろしい……。

「実はこのメタボリックドミノの過程で、今最も注目されているのが『食後高血糖』なのです。食後高血糖とは、その名の通り食後に血糖値が急上昇すること。食後2時間時点で血糖値が１４０mg／dLより高くなった人は食後高血糖と診断されます。これは、糖尿病と診断される前段階である『**糖尿病予備群**』に該当する状態です。食後高血糖があるだけで、心血管疾患による死亡リスクが高くなることが明らかになっています（図1）」

図1　食後高血糖の人は心血管疾患による死亡率が高い

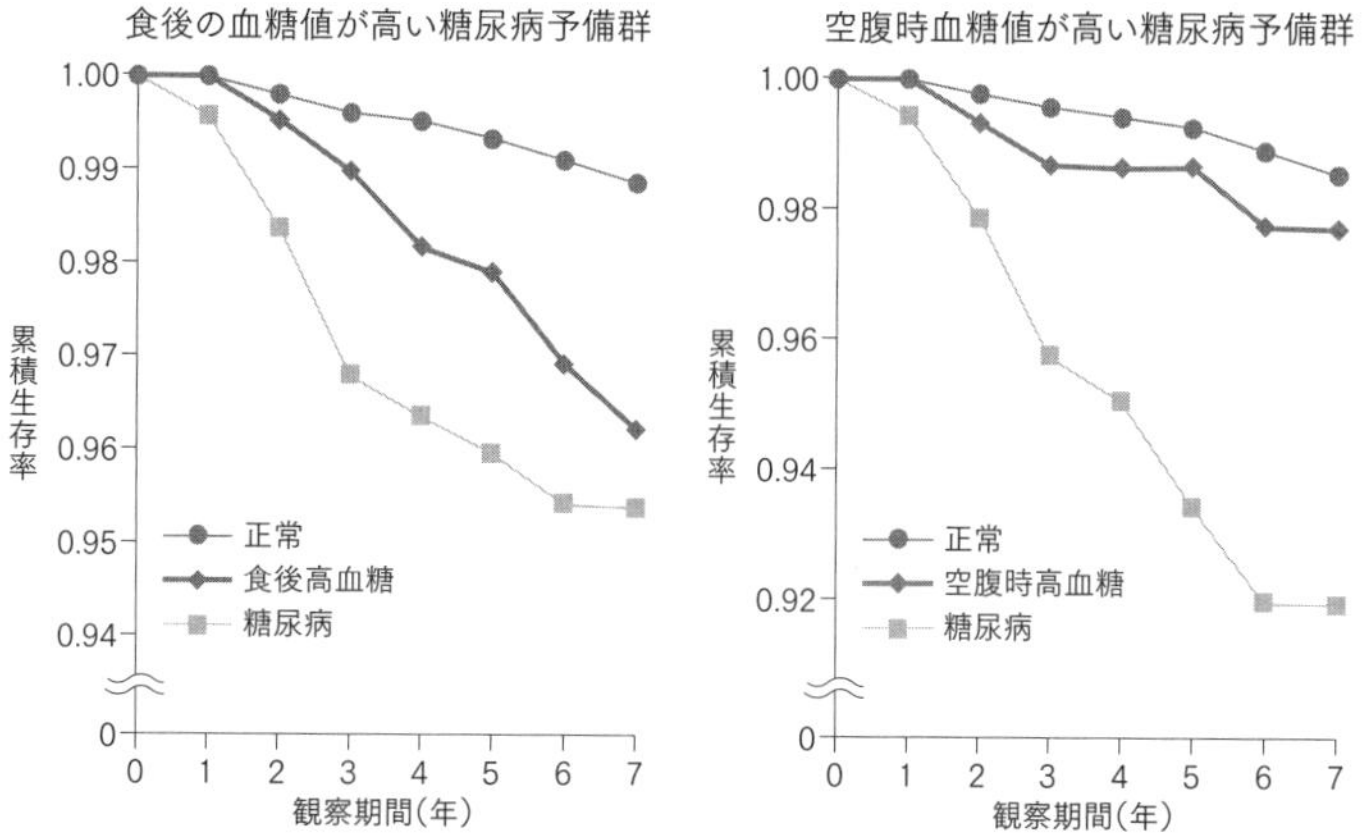

山形県舟形町の住民を対象に、健診結果で「正常」「予備群」「糖尿病」の人が、どのくらい心筋梗塞などの心血管疾患によって亡くなったかを調査した結果。縦軸は累積生存率で、下に行くほど死亡率が高いことを意味する。（Diabetes Care. 1999;22:920-924.）

図2　血糖値の変動を繰り返すと細胞死が増加する

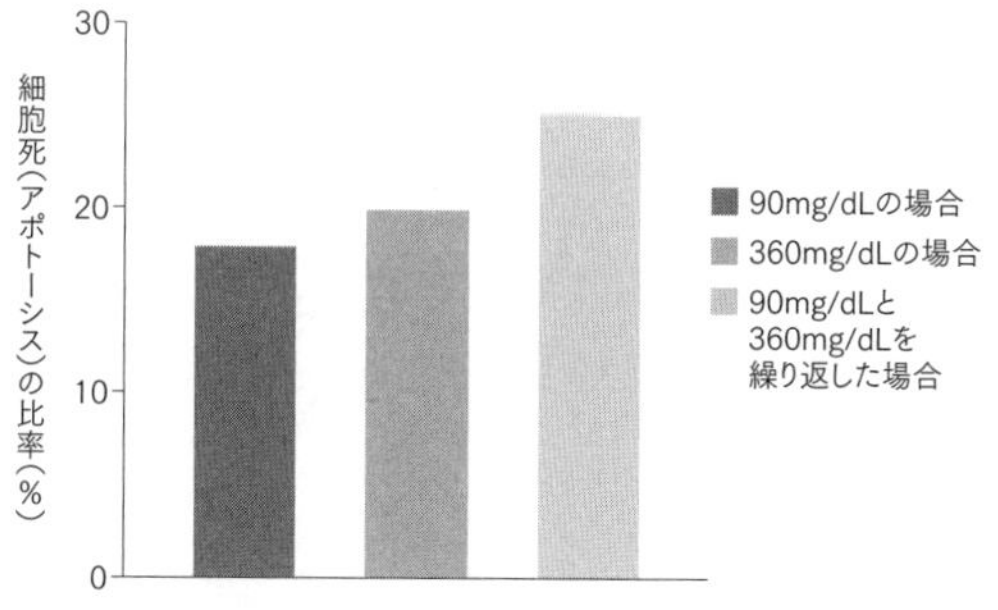

高血糖状態でも細胞死は増加するが、血糖値が激しく上下動を繰り返したほうが細胞が死ぬ確率は上昇する。ヒトの血管内皮細胞を異なる糖濃度で培養した結果。（Am J Physiol Endocrinol Metab. 2001;281:E924–E930.）

食後高血糖は、活性酸素を作り出す要因になり、全身の血管内で慢性の炎症が起こり「動脈硬化」を進め、心筋梗塞や脳卒中につながる可能性があるとのこと。また、血糖値が急激に上がったり下がったりする乱高下が、体にさまざまな悪影響を及ぼすことも近年の研究で次々と明らかになっているという。

例えば、血管内皮細胞の培養実験では、血糖値360㎎／dLと90㎎／dLで上下動させると、血糖値を高値で安定させた状態よりも血糖値の上下動が激しいほうが細胞死の数が多かったという結果が出ている（図2、注1）。

山田さんによると、「血糖値の異常は、まず食後血糖値に表れる」のだという。「空腹時血糖値が常に高くなるのは、かなり糖尿病に近い状態になってからです」。だからこそ、食後高血糖を早期に見つけ、対策を打つことが大事になるわけだ。

さらに、血糖値の乱高下は、「食後の眠気、倦怠感などを誘引し、集中力を阻害します。それによって仕事や運動のパフォーマンスも低下します。糖尿病と診断されていない、一般の方々にとっても食後高血糖は重要な問題なのです」

なるほど、糖尿病が怖い病気だということは知られているものの、それでも、今の自分には関係ない、縁遠い存在だと思う人は少なくないだろう。しかし、食後高血糖が、倦怠感や集中力などにも影響するとなれば、将来の問題ではなく、今、働き盛りの世代にとっても、「ど真ん中」の重要な問題ではないか!

日本人の2人に1人が食後高血糖?

食後高血糖が恐ろしいのは、通常の健康診断では見つけることができないこと。健康診断で測るのは空腹時血糖で、食後2時間後などの血糖値を測るわけではない。山田さんは、実は、日本人の半分程度が、食後高血糖に該当する可能性があるのではないかと指摘する。

「2013年の中国における10万人規模の研究結果では、実に**成人の2人に1人が血糖異常者**だったという結果が出ています(注2)。日本人は中国人と同じ東アジア人で体質が近いことから、日本人を対象にこの研究と同様の食後血糖測定を行えば、これに近い数値になると推測しています。食後に血糖値が上昇しても、若い頃ならインスリンによって速やかに血糖値を下げることができます。しかし、歳を取ると、インスリンの分泌能力が低下します。加えて、糖を取り込む場所である筋肉が減れば、糖が利用されにくくなります。40代を過ぎると、健康に見える人でも食後高血糖が見られるケースが増えてくるのです(注3)」

「お酒を飲むと血糖値が上がる」を否定する実験

ではいよいよ、本題である「お酒と血糖値の関係」について聞いていこう。山田さんによると、かつては「お酒を飲むと血糖値が上がる」というのが糖尿病専門医の間でも常識だったという。

「昔は、糖尿病専門医にとって、アルコールは避けるべきという考えが当たり前でした。1990年代の日本糖尿病学会のガイドラインでは血糖値の管理が良好な人だけに限定して飲酒を許可していました。『お酒は血糖値を上げるのだろう。カロリーが血糖値の上昇に関与しているのではないか』という推測のもと、飲酒制限を指導していたのです」

確かに、かつて私の母が糖尿病と診断された際は、「お酒は絶対に禁止」という認識があった。ところが、これには科学的根拠があったわけではないそうだ。

「『お酒を飲んで血糖値が上がる』という論文は探しても見当たりません。あくまで私の推測ですが、糖尿病におけるアルコールの弊害に根拠はなく、何事も節制することが糖尿病治療にとって良しとされてきたことが影響しているのではないかと考えられます」

そして今は、その正反対、つまり、「アルコールは血糖値の上昇を抑える方向に働くという興味深い研究報告が出ています」。それが、オーストラリアのブランド・ミラーらの研究グループが、ビールと白ワイン、ジン、そして水を飲んだときの血糖値の影響を調べた研究だ（注4）。ここで、「**アルコールは血糖値の上昇を抑える**という結果が出たのです」

この研究でブランド・ミラーらは、いくつかの実験を行っている。まず、ビール、白ワイン、ジン、そして、同じエネルギー量になるように合わせた食パンをそれぞれ単体で摂取して、血糖値がどのくらい上がるかを検証した。その結果は、最も血糖値が上がるのが食パン、次いでビールで、白ワインとジンはほとんど血糖値を上げなかった（図3）。

「それぞれの食品が持っている糖質の含有量にほぼ近い形で、血糖値が上がりました。糖質量が多い順番に並べると、食パン、ビール、白ワイン、ジンです。ジンより糖質が多い白ワインのほうが、血糖上昇が若干低くなってはいますが、おおむね予想通りの結果となっています」

次の実験では、さらに食パン＋水、食パン＋前出のお酒の組み合わせで、検証している（図4）。この結果、「最も血糖値を上げたのは『食パン＋水』で、『食パン＋白ワイン』を筆頭に、食パンとお酒の組み合わせは、『食パン＋水』より血糖値が上がりませんでした。つまり、糖質とアルコールを同時にとると、血糖値の上昇が抑えられた結果が出たのです」

3つ目の実験では、糖質（マッシュポテト）を摂取する1時間前に、水と前出のお酒を摂取した場合に、血糖値がどう変化するかを検証している（図5）。この結果、水以外のアルコールはすべて血糖値の上昇が水より低いという結果になった。

山田さんはこの結果について、「これらの実験結果には説明がつかない部分もいくつかありますが、少なくとも、パンなどの糖質が多い食品とアルコールを一緒に飲むと、食べ物単体で食べるよりも血糖値の上昇が抑制されました。つまり、食事と一緒にお酒を飲むと血糖値の上昇は抑えられる、と言えます」

おお！　これは酒飲みにとって、何ともうれしい実験結果ではないか！

アルコールはどうして血糖値の上昇を抑えるのか

しかし、アルコールが血糖値を下げる仕組みについては、現時点では詳しいメカニズムは分かっていないという。

「あくまで私の仮説ですが、アルコール分解のプロセスで多く使われるＮＡＤ（ニコチンアミド・アデニン・ジヌクレオチド）という補酵素が関係しているのではないかと考えられます。ＮＡＤが少なくなると肝臓における『糖新生』（注5）が抑制されます。糖新生の抑制が食事だけでは十分でないという人であっても、アルコールをとったときにはＮＡＤ

図3 〈実験 1〉白ワインとジンは血糖値をほとんど上昇させない

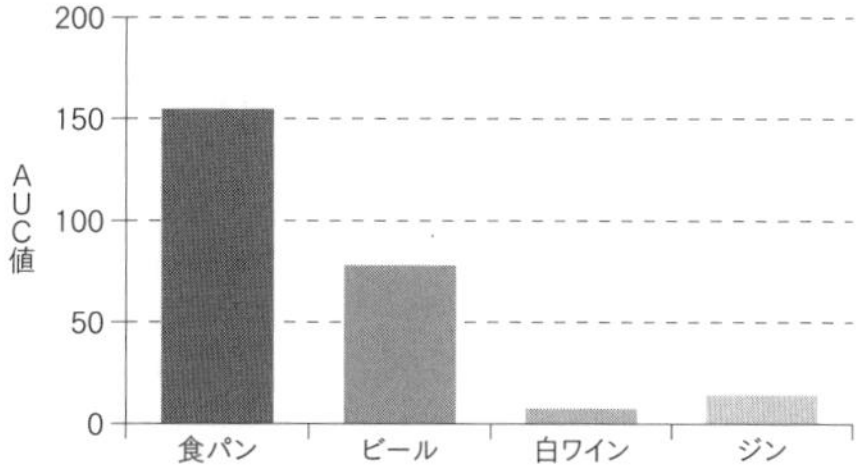

同じエネルギー量に合わせた食パン、ビール、白ワイン、ジンを摂取したときの血糖値上昇を調べた。白ワインとジンでは血糖値はほとんど上昇しなかった。

図4 〈実験 2〉お酒を同時にとると血糖値の上昇が抑えられた

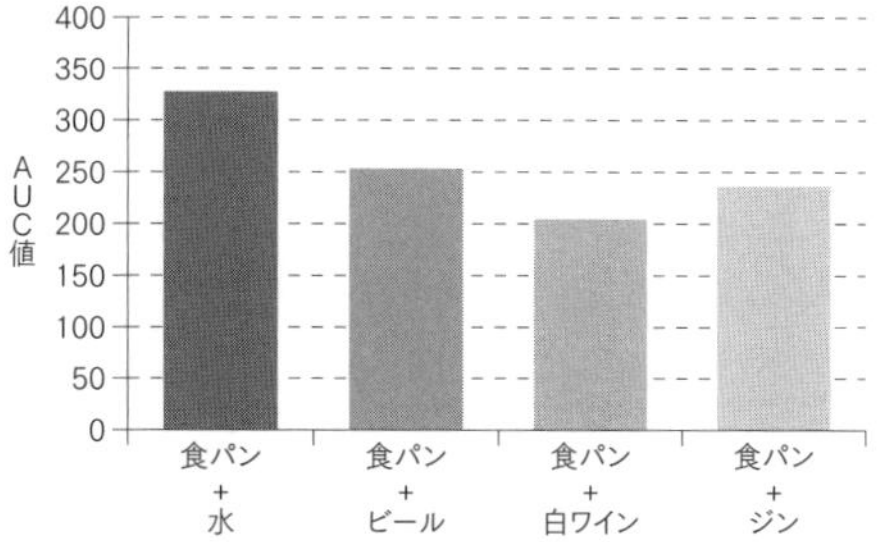

食パンで作ったサンドイッチとともにそれぞれの飲料を飲んだ。パンと白ワインの組み合わせが、最も血糖値上昇を抑制した。

図5 〈実験 3〉食事前にお酒を飲むと血糖値が上昇しにくい

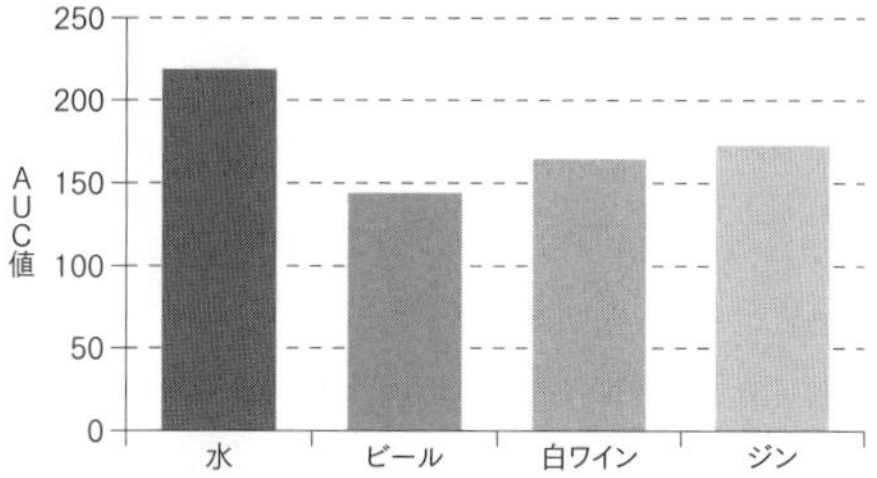

それぞれの飲料を飲んだ1時間後にマッシュポテトをとった。食事前にビールを飲んだときに最も血糖値上昇が抑えられた。

※ AUC（血糖上昇曲線下面積、単位はmmol/L・min）は時間経過にともなう血糖値増加量の面積のことで、血糖値上昇を比較するための指標。

が少なくなるため、糖新生を十分に抑えられるのではないでしょうか」

実は私自身、山田さんに話を聞いた後、「もしや自分も食後高血糖なのではないか……」と不安でたまらなくなった。というのも、パスタや丼物など糖質メインの昼食をとった後、どうにも眠くてたまらないことが少なくなかったからだ。

あまりに心配になったので、食後に血糖値を測ってみた。昼食にビビンバ丼＋唐揚げ＋豚汁を食べ、2時間後の時点での血糖値は180㎎／dLと、思いっきり食後高血糖であることが判明して、それはもう驚いた。空腹時の血糖値は80㎎／dLと基準値内で、健康診断で引っかからなかったため、完全に油断していたのだった（涙）。

ここで「自分も大丈夫だろうか」と不安になった人は、ぜひ一度、食後の血糖値を測ってほしい。調剤薬局にある検体測定室で、500円程度で測定できる。おにぎり2個と野菜ジュースを飲んで（これで糖質100g程度）、その2時間後に血糖値を測定して、血糖値が140㎎／dLを超えていたら食後高血糖だ。もちろん、かかりつけの医師に相談して測ってもらったり、人間ドックの「経口ブドウ糖負荷試験」で測定してもいいだろう。

注1　Am J Physiol Endocrinol Metab. 2001;281:E924-E930.

注2　JAMA. 2013;310(9):948-959.

注3　食後高血糖を避ける食事法として山田さんが推奨しているのが、緩やかな糖質制限「ロカボ」だ。詳しくは、34ページで紹介する。

注4　Am J Clin Nutr. 2007;85(6):1545-51.

注5　糖新生は、血糖値が下がらないように新たに糖を作り出すシステム。実は肝臓は24時間、常に糖新生を行っていて、食後だけ糖新生の速度が落ちるようになっている。この速度低下のためのホルモンがインスリンであるが、インスリン作用が悪い人では糖新生速度の低下が不十分で、食後高血糖になりやすい。

血糖値

血糖値が気になるなら醸造酒はNG？

答える人：山田悟さん
北里大学北里研究所病院

「食事と一緒にお酒を飲むと血糖値の上昇は抑えられる」

糖尿病専門医で、緩やかな糖質制限「ロカボ」の提唱者、北里大学北里研究所病院 糖尿病センター長の山田悟さんから、「アルコールは血糖値にとって、敵ではない」というお墨付きをいただいた。

では、食後高血糖を抑えるためには、どんな飲み方をするのがいいのだろうか。

いくらお酒が血糖値の上昇を抑えるといっても、糖質たっぷりのお酒を飲むとなると、「ホントに大丈夫？」とグラスを持つ手が止まってしまう。特に日本酒は、糖質を多く含むと言われているだけに、気になるところだ。

また、オーストラリアの研究から、実験で糖質の多いパンをアルコールと一緒に摂取すれば血糖値の上昇が抑えられるという結果が得られているものの、その抑制度合いにはもちろん限界があるだろう。糖質たっぷりの焼きそばやポテサラをガンガン食べたら、さすがにマズイはずだ。

どんなお酒を選べばいいか、そしておつまみは何にすればいいのか。ここはしっかり山田さんに確認しておかねばならない。

「糖質の少ないお酒を選ぶ」というのが鉄則だが…

「血糖値を上げるのは糖質です。ですから、糖質面から見たお酒選びの鉄則は、『糖質の少ないお酒を選ぶ』ということになります。しかし、お酒には個人の好みがはっきりあります。極端に糖質が多いお酒は避ける（もしくは量を控える）にしても、苦手（嫌い）なお酒を選ぶことはありません。ぜひ好きなお酒を楽しんでください。ただし、食事（おつまみ）とお酒の糖質量を合計して、40g以内（1食当たり）に抑えるようにしてください」

山田さんが提唱している緩やかな糖質制限「**ロカボ**」では、1食当たりの糖質量を20～40g以内に抑えることを推奨している（1日当たりでは間食10gも含めて70～130g以内に抑える）。これにより、食後高血糖になるリスクを抑えようというものだ。1食トータルで40g以内に抑えるためには、糖質が少ないお酒を選んだほうが有利。その分、おつまみの選択できる幅が広がるというわけだ（図1）。

「糖質量が少ないお酒の代表は、本格焼酎、甲類焼酎、ウイスキー、ウオッカ、ジンなどの**蒸留酒**で、糖質ゼロ（またはほぼゼロ）です（図2）。一方、**醸造酒**は比較的糖質を多く含んでいます。中でも日本酒、ビール、紹興酒などは糖質を多く含んでいます」

血糖値の観点からは、糖質ゼロの蒸留酒がいいのはよーく分かる。しかし暑い日はビールをゴキュゴキュッと飲みたいし、和食には日本酒を合わせて楽しみたい。そしてイタリアンやフレンチならワイン（スパークリングワインも含む）と合わせたい。

ロカボ的に醸造酒はNGなのだろうか？

「そんなことはありません。1食トータルで40g以内に抑えればOKです。醸造酒の中では、ワイン（スパークリングを含む）は糖質量が低いという特徴があります。もちろん銘柄にもよりますが、赤でも白でもスパークリングワインでも、3杯程度飲んでもおよそ5

図1 「ロカボ」流・食後血糖値を抑える飲み方のポイント

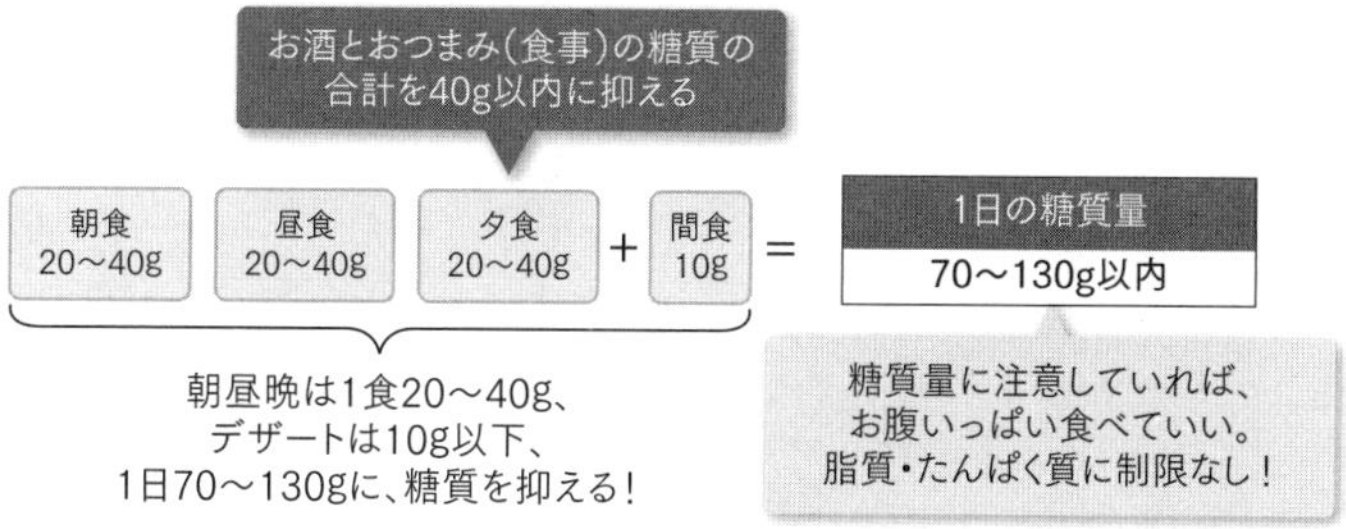

図2 主なお酒に含まれる糖質量（100g当たり）

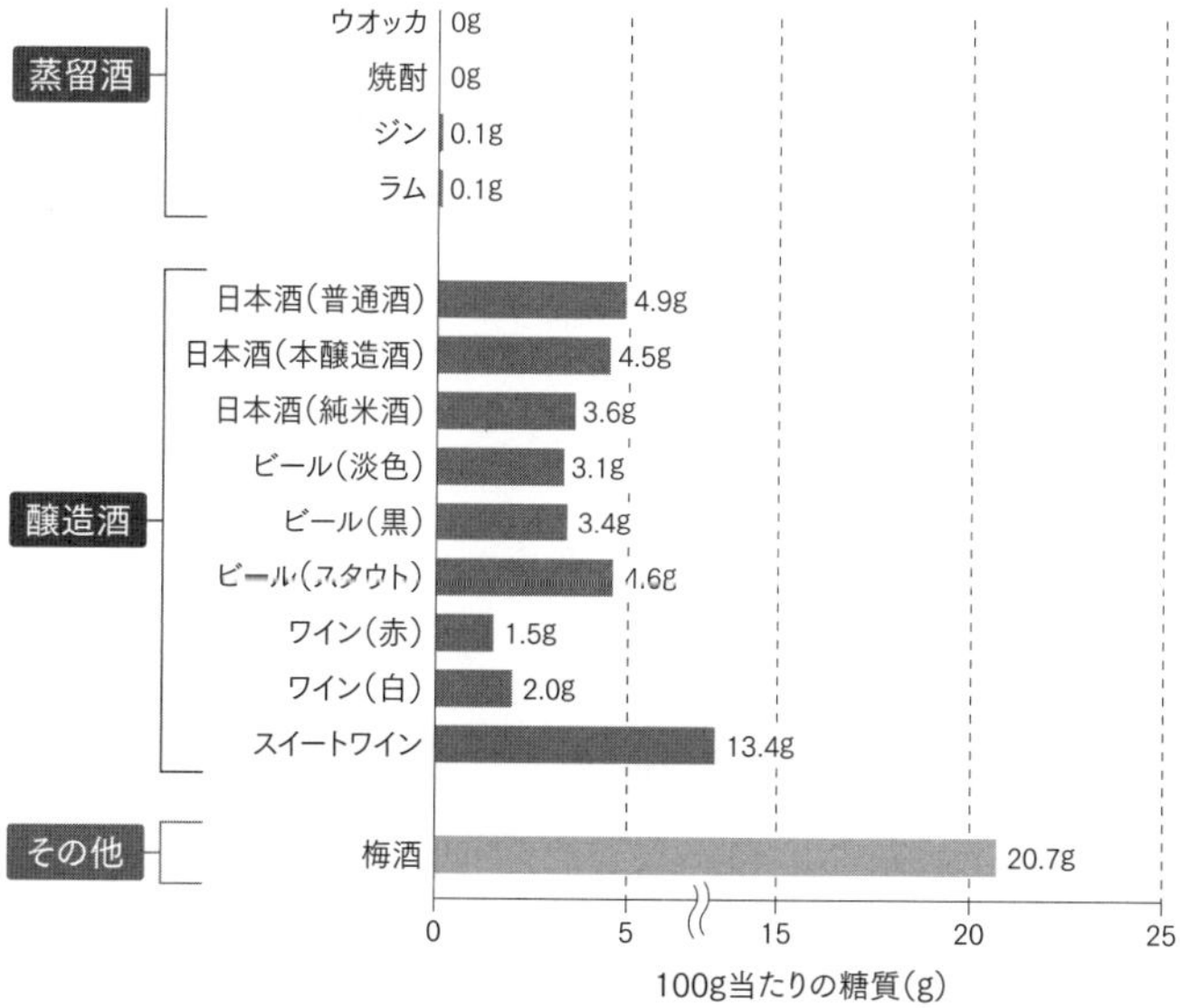

※糖質量は「日本食品標準成分表2015年版（七訂）」に掲載されている炭水化物から食物繊維を除いて算出

g程度です。飲み過ぎなければ、あまり気にせず楽しめると思います。ワインを選ぶ際には『辛口』と表示されているものを選ぶといいでしょう。スパークリングワインの場合は、『extra brut』『brut nature』などと表記があるものが安心です（いずれも極々辛口という意味）。ただしデザートワイン、貴腐ワイン、そしてアイスワインはいずれも甘口で、糖質がとても多いので、飲むなら少量に抑えましょう」

日本酒もOK！おつまみで糖質を調整

ワインは醸造酒の中では糖質が低めとのこと。それに比べ日本酒は100g当たり3・6〜4・9gと赤ワインの3倍程度の糖質が含まれている。食後血糖値を気にする人は、日本酒に手を出さないほうがいいのだろうか？（涙）。

「糖質面から見れば、もちろん糖質が少ないお酒がいいに越したことはありません。でも好みや、食べ物との相性もあります。日本酒など糖質が多めのお酒を飲む際は、おつまみで糖質量を調整すればいいんです。糖質が多めの日本酒でも、1合に含まれる糖質は7〜9g程度です。食事の糖質をうまくコントロールすれば、十分に楽しめますよ」

寿司と日本酒の組み合わせなどとなると一気に糖質の制限量をオーバーしてしまいそう

だが、ほかのおつまみであれば工夫次第で何とかなりそうだ。

このほか、低糖質あるいは糖質ゼロの発泡酒、カクテル・チューハイなども上手に活用してほしいと山田さんは話す。

「酒造メーカーは現在、売れ筋商品である低糖質（もしくは糖質ゼロ）のお酒の開発に大きな力を注いでいます。味もどんどんおいしくなっています。合成甘味料を使っていると『体に悪いのでは……』と心配する方もいらっしゃいますが、日本で認められている合成甘味料は、安全性が確認されており、神経質になる必要はありません。血糖値も上げません」

お酒は食事と一緒に楽しむもの

酒飲みの中には、おつまみを食べず、酒ばかり飲んでいる人が少なからずいる。だがそれでは、健康面が心配である。

山田さんは「お酒は食事と一緒に楽しんでください！」と主張する。

「お酒は、単体で飲むのではなく、食事と一緒に楽しむものです。お酒だけを飲み、酔うことを目的にすると、健康を損なう飲み方になる可能性があります。一方で、食事とともにお酒を飲めば、血糖値の上昇を抑える『体にいい飲み方』になります」

フランスの食文化では、食事とワインとの組み合わせ（マリアージュ）を大切にするが、それは健康面でも理にかなったことなのだと山田さんは話す。

「お酒を飲むと血糖値を下げることが分かっています。太ることを気にして、お酒単体で飲む方もいらっしゃいますが、これを続けていて、昏睡状態など重篤な症状を誘引するアルコール性低血糖を生じた方もいます。アルコール性低血糖を防ぐためにも、おつまみを一緒にとったほうがいいのです」

先ほど、蒸留酒は糖質がほぼゼロだと紹介したが、**ウイスキーなどの強い酒を単体で飲み続けるのはお勧めできない**と山田さんは話す。

「12カ国の35～70歳の成人、約11万5０００人を対象にした、アルコール消費と心血管疾患、がん、外傷、死亡率などとの関係性を調べたコホート研究（注1）から、強いお酒（高アルコールのお酒）を飲む人は、ワインやビールなどの醸造酒を飲む人よりも、死亡率、脳卒中、がん、外傷などのリスクが高いことが明らかになっています」

山田さんは、「蒸留酒を飲むのなら、炭酸で割ったハイボール、または水割りにするといいでしょう」とアドバイスする。

さて、お酒が血糖値の上昇を抑える効果が期待できるとなると、ちょっと多めに飲んでもよさそうだが、どうなのだろうか。

「アルコールそのものは、発がん物質とされていますし、一定量以上飲むと正の相関をもって死亡リスクを上げていきます。**やはり飲酒量は適量に抑えてください**。具体的には、国が定める適量飲酒である純アルコールで20gが目安です（注2）。日本酒でいえば1合、ビールなら中ジョッキ1杯、ワインならグラス2～3杯程度です。ただし、アルコールの強さ（耐性）には個人差もあります、このデータはあくまで観察疫学研究から推定した目安と理解してください」

おつまみのポイントは、たんぱく質と油をしっかりとること

それでは、おつまみは具体的にどんなメニューを選べばいいのだろうか。

「食後高血糖を避けるためのポイントは、何と言っても糖質の少ないメニューを選ぶこと、そして鶏肉や豆腐などの**たんぱく質**を多く含む食品、オリーブオイル、ナッツ、魚に多く含まれる**オメガ3**（注3）、バターや生クリームなどの良質な油をしっかりとることです。たんぱく質や油を先に摂取しておくと、血糖値の上昇が抑えられます。晩酌時にたんぱく質をしっかりとっておけば、筋肉の合成スピードも上がって、**ロコモ**（注4）対策にもな

ります よ」

居酒屋のメニューであれば、何がいいだろうか。

「枝豆、唐揚げ、冷ややっこ、焼鳥（塩）、そして刺身、カルパッチョなどもお勧めです。居酒屋の定番メニューでも選べるものはいっぱいありますよね。こうした糖質の少ないおつまみなら、お腹いっぱい食べてもいいんです。**たんぱく質と良質の油は満腹になるまで食べて大丈夫です**。この2つを中心にした食生活をしている人は満腹感によってエネルギー摂取をコントロールできます」

山田さんによると、「たんぱく質や油を中心とした食生活をしている人は、満腹感を与える消化管ホルモン『ペプチドYY』がよく分泌され、さらにその状態が長く保たれるそうだ。一方、「糖質中心の食生活をする人はペプチドYYが分泌されにくいため、特に肥満の人は食後2時間もすると空腹を感じる傾向にある」という。

確かに、肉や魚、そして大豆食品をはじめとするたんぱく質や油は腹持ちも良く、しっかり食べておくと間食を必要としなくなる。油もOKというのは、食べることが好きな酒飲みにはありがたい。ただし、「古い油（酸化した油）、それにトランス脂肪酸（植物油を加工する際に生じる油の一種で、過剰摂取は健康に悪影響があることが指摘されている）は避けてください」と山田さんは話す。

そして、控えるべき糖質を多く含むメニューについては、「焼きそば、焼きおにぎり、パスタ、ピザなど、糖質が多いおつまみを食べたい場合はラストにしましょう。先にたんぱく質や油を十分にとっていると、血糖値上昇が若干でも抑えられます。そして、先にたんぱく質と油でお腹を満たしておけば、炭水化物メニューの量を食べ過ぎることもありませんよ」と山田さんはアドバイスしてくれた。

居酒屋では、最初からポテトサラダ（すぐ出ることが多い）を頼む人もいるが、これはNG。「『ポテトサラダは野菜だから』などと言う人もいますが、血糖値の面からは避ける（もしくは量を控える）べきです。ポテトサラダのじゃがいもは、1個（100g）で糖質が17gにもなります。同様にコーンサラダもNGです。芋類やとうもろこしは主食と同じと考えてください」と山田さんは注意を促す。

なお、野菜に多く含まれる食物繊維には、糖の吸収を穏やかにする効果があるため積極的にとりたい。野菜の多くは糖質量が少ないが、ゆり根、かぼちゃ、レンコンは糖質量が多いので注意が必要。また、たまねぎ、にんじん、パプリカなども比較的多い。これらのとり過ぎには注意しよう。

知らず知らずのうちに糖質過多になっているおつまみを見直し、たんぱく質と良質な油中心のおつまみに変えることで、さまざまな病気を引き起こす食後高血糖を改善できる。

また、昼食の内容などを見直せば、仕事の生産性を上げることも期待できそうだ。

山田さんのアドバイスを基に1食当たりの糖質を40ｇに抑える食生活を1カ月したところ、何と食後血糖値が97㎎／dLという好成績を得ることができた。

具体的にどうしたかというと、糖質量を簡単に測れるスマホのアプリを活用して、1日の食事を管理するようにしたのである。このアプリを使って食事を管理すると、前述したように、レンコンやにんじんといった意外なものにも糖質が多いことが分かり、摂取量を抑えるようになる。こうして、日常の食事に気をつけることにより、食後高血糖がだいぶ改善されてきた。

正直、大好きなチョコレートはやめられないのだが、山田さんも「間食（スイーツ）もしっかり楽しんでください（ただし1日当たり糖質10ｇ以内）」と話していたので、量を抑えつつ安心して食べている。

普段に飲む酒は、日本酒メインから糖質ゼロの本格焼酎（水割りかハイボール）に切り替え、外飲みの際には、日本酒やワインなどの醸造酒を楽しむようにメリハリをつけたところ、ストレスもたまらず、リバウンドもしていない。もう少しがんばって、体重もあと3キロ減らしたいところである。

注1　Lancet. 2015;386:1945–54.

注2　純アルコール量＝アルコール度数（％）×0.01×お酒の量（mL）×0.8で計算できる。アルコール度数5％のビールを500mL飲酒するならば、純アルコール量＝5×0.01×500×0.8＝20g。

注3　オメガ3とは、n-3系多価不飽和脂肪酸の通称。α-リノレン酸、EPA（エイコサペンタエン酸）やDHA（ドコサヘキサエン酸）などのこと。体にいいと言われる油の一例。

注4　ロコモティブシンドロームの略。骨、関節、神経、筋肉などに障害が起こり、立つ・歩くなどの日常生活を送る上で重要な機能が低下する状態。

中性脂肪

酒飲みが悩む中性脂肪、問題はお酒よりおつまみだった⁉

答える人：栗原毅さん
栗原クリニック 東京・日本橋

年末年始のように飲み食いする機会が多い時期に体重計に乗ると、「ギャーッ！」と叫びたくなることがある。さらに、もっと見たくないのが健康診断の血液検査の数値だ。中でも**中性脂肪**と**コレステロール**値はできたら「見なかったこと」にしたいと思う人も多いのではないだろうか？

厚生労働省のホームページを見ると、「アルコール摂取量に比例して中性脂肪は増加します」と怖い説明がある（注1）。さらには「過度のアルコール摂取は**脂肪肝**の原因になる」とも……。実際、私の周りの酒飲みは、中性脂肪の値が高く、脂肪肝の人が多い。

とはいえ、恥ずかしながら、私は中性脂肪について正しく理解できているのか自信がない。脂質が増えて、メタボになって、血液がドロドロになり、体に悪そう……というイメージはあるものの、中性脂肪よりコレステロールのほうが悪いようなイメージもある。

そこで、中性脂肪やコレステロール、そして脂肪肝についての著書を多数出している栗原クリニック 東京・日本橋の院長・栗原毅さんに話を聞いた。栗原さんは、肝臓専門医で、「血液サラサラ」の名付け親でもある。

コレステロールより中性脂肪のほうが問題？

「中性脂肪とは人の体に存在する脂質の一種で、身体活動のエネルギー源になります。体脂肪のほとんどが中性脂肪で、別名『トリグリセリド（TG）』と呼ばれています。主な働きは食べ物が足りないときのエネルギーの貯蔵庫、内臓の保持、体温を一定に保つなどさまざまです」

なるほど、中性脂肪は体にとって重要な役割を果たしてくれるものではないか。素人にはコレステロールのほうが厄介で、問題のように思われるのだが……。

「それは違います。中性脂肪はコレステロールより注意しなくてはなりません。中性脂肪は肝臓で作られるほか、小腸でも作られます。過剰になると小腸の血管からしみ出て、周囲の内臓や血管に蓄積されます。いわば内臓脂肪型肥満になります。また血中の中性脂肪が高くなると脂質異常症の一つ『高トリグリセリド血症』となり、血液がドロドロの状態になります。これによって血管が老化し、動脈硬化を加速させ、心筋梗塞、脳梗塞といった重篤な疾患を引き起こす原因になるのです」

それでは、コレステロールの役割は？

「一方のコレステロールは、細胞膜や神経細胞を作る材料となります。さらに各種ホルモンや胆汁酸の材料としても使われています。コレステロールというと、何となく体に悪いものと思っている方が少なくありませんが、実は体にとってなくてはならない大切な存在です。そして、コレステロールには**善玉（HDL）**と**悪玉（LDL）**があるのはよく知られています。悪玉（LDL）は低いほうがいいと思われていますが、これも必ずしも正しくありません。少々難しい話になりますが、LDLはコレステロールの『運搬役』、HDLはコレステロールの『回収役』で、いずれも必要なものなのです。問題なのは、HDLコレステロールの不足で、LDLコレステロールの値が高くても、HDLコレステロールが高ければ基本的に問題ありません」

悪玉のLDLコレステロールだけ高いという状態はよくないが、善玉のHDLコレステロールが高くて、善玉と悪玉のバランスがとれていれば大丈夫というわけだ。

中性脂肪が多いと、善玉／悪玉の比率に影響

栗原さんによると、さらに怖いことに、中性脂肪が多いと、このＨＤＬコレステロールとＬＤＬコレステロールのバランスを崩してしまうのだという。さらに「超悪玉コレステロール」を生むという。

「中性脂肪が過剰になると、ＨＤＬコレステロールが減ります。さらにはＬＤＬコレステロールを小型化し、『小型ＬＤＬコレステロール』という『**超悪玉コレステロール**』を生み出すことも分かってきました。これがまた非常に厄介なのです。超悪玉コレステロールはサイズが小さいため、血管壁に入り込み、蓄積しやすく、酸化されやすいという特性を持っています。また一般的な悪玉コレステロールに比べ、血管内に長くとどまることから、動脈硬化の進行をさらに加速させてしまうのです」

超悪玉コレステロール……なんと恐ろしいヤツ。そして栗原さんはこう続ける。

「繰り返しになりますが、コレステロール単体で見れば、ＨＤＬコレステロールの数値が高ければ、ＬＤＬコレステロールが高くてもそう問題はありません。しかし中性脂肪が高

図1　脂肪肝を放置すると…

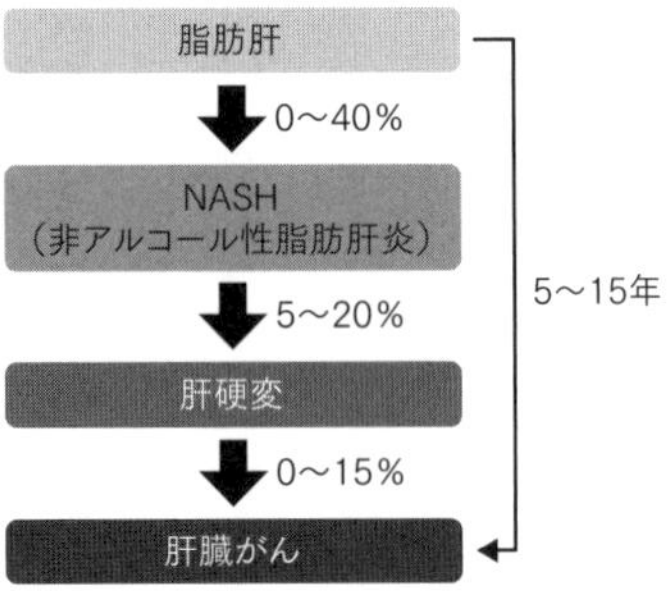

脂肪肝を放置すると、肝硬変、肝臓がんに至る可能性がある。NASH（非アルコール性脂肪肝炎）は進行が早い。（日本肝臓学会『NASH・NAFLDの診療ガイド2015』より）

いと、コレステロールの質が悪くなり、確実に動脈硬化が進むので注意が必要です」

もしかして、酒飲みに多い脂肪肝も、中性脂肪が関係しているのだろうか？

「大いに関係あります。脂肪肝は血液中の中性脂肪の数値が高くなる前に表れる症状なのです。脂肪肝は肝臓の細胞が中性脂肪をためこんで黄色く膨張した状態を指します。これまで脂肪肝は軽く見られることが多かったのですが、最近では、脂肪肝から『非アルコール性脂肪肝炎（NASH）』に発展することが問題視されるようになりました（図1）。これによって肝臓の炎症や壊死を引き起こし、肝硬変や肝臓がんに早く進展することがあるのです」

ううむ、こうなると、コレステロールより、中性脂肪のほうが怖いではないか……。肝硬変、肝臓がんになってしまったら、酒とは無縁の生活になってしまう。

2合くらいまでなら、飲んだほうがいい？

さて、中性脂肪の怖さが理解できたところで、いよいよ本題。アルコールと中性脂肪の関係はどうなのだろうか？

「確かに、アルコールを大量に摂取すると、中性脂肪を増やすことにつながると言われています。アルコールの飲み過ぎが『アルコール性脂肪肝』を引き起こすことも知られています。しかし、アルコールは、適量を守って飲めば害にはなりません。適量までなら、むしろ血中の中性脂肪値や脂肪肝などにいい影響を及ぼすのです」

実際、栗原さんは、過去40年にわたって患者を診てきた中で、多数の脂肪肝患者に接してきたが、アルコールの飲み過ぎで「アルコール性脂肪肝」になる人は多くなかったという。むしろ今は、アルコールを飲まない人の間で脂肪肝が増えているのだという。

「このため、私は『アルコール単体では中性脂肪の数値はなかなか上がらない』と考えています。飲酒量と中性脂肪値や脂肪肝などの関係を調べた研究結果で、1～2合くらいまでの飲酒（アルコール量20～40ｇ未満）であれば、中性脂肪値は上がらないという報告も出ています」

もちろん飲み過ぎはダメとしても、「適量までなら、アルコールだけでは中性脂肪が上がらない」とはなんてうれしい結果だろう！

この研究は、北海道・苫小牧市にある王子総合病院健診センターで健康診断を実施した男女３１８５人を対象に、「お酒を飲まない人」「１日当たりアルコール20ｇ未満飲む人」「20～40ｇ未満飲む人」「40～60ｇ未満飲む人」「60ｇ以上飲む人」の５グループに分け、肝機能値や、ＨＤＬコレステロール、ＬＤＬコレステロール、中性脂肪などを調べたデータだ（図2）。

それによると、中性脂肪の数値はアルコール量が20～40ｇ未満（日本酒なら１～２合程度）であれば、酒を飲まない人とほぼ変わらないという結果が出ている。なお、ＨＤＬコレステロールは飲酒量が上がるほど増加、ＬＤＬコレステロールは減少する傾向が見られた。

この結果はうれしいものの、「酒飲みは中性脂肪が高いのはなぜ？」という疑問が残る。私の周りの酒飲みは、適量飲酒ではなく飲み過ぎだから高いのだろうか。栗原さんにこの疑問をぶつけると、明快な回答が返ってきた。

図2　1日当たりのアルコール摂取量と中性脂肪などとの関係

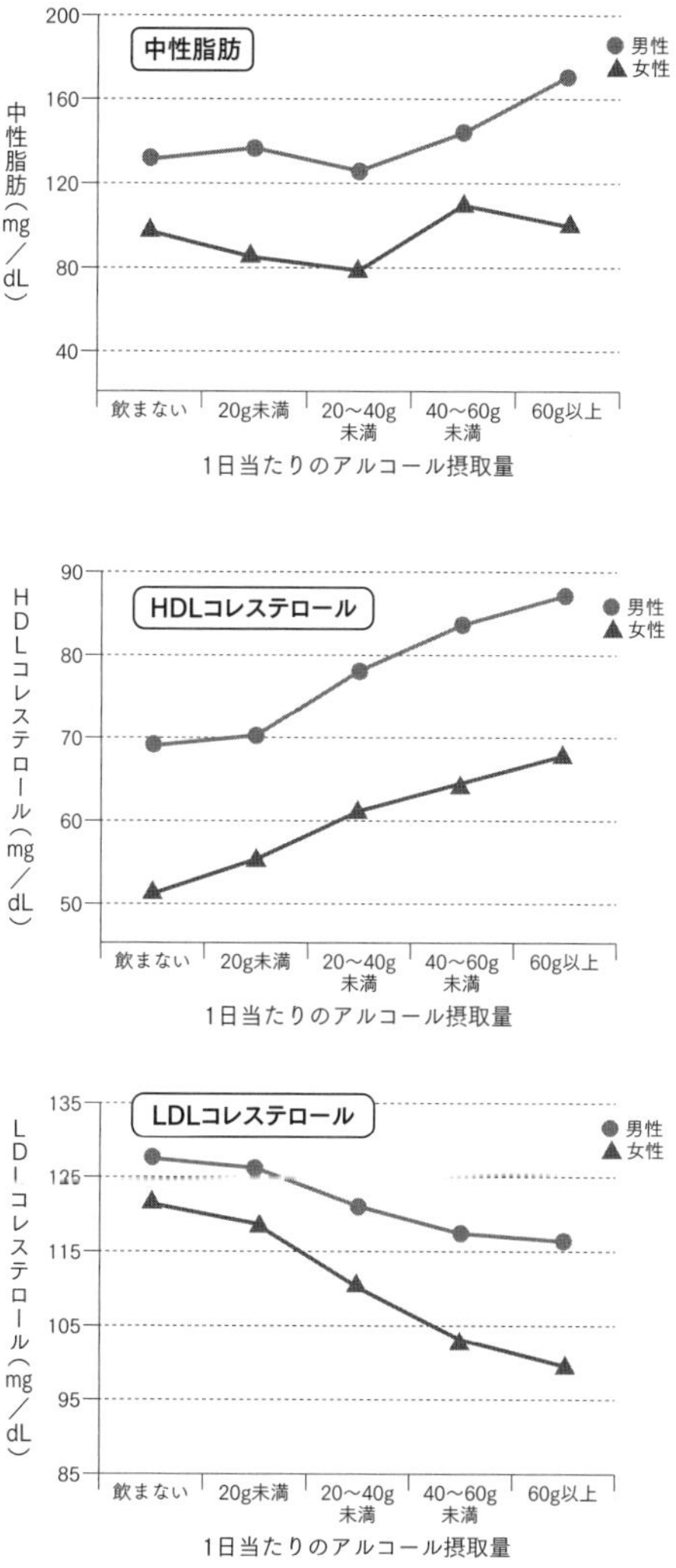

1日当たりのアルコール摂取量が20～40g未満（日本酒なら1～2合程度）であれば、中性脂肪値は酒を飲まない人とほぼ変わらなかった。（肝臓. 2010;51(9):501-507.）

「答えは簡単、おつまみを食べ過ぎているんです。最初からポテトサラダを食べちゃうような人は、たいがい中性脂肪が高いですね。お酒を飲まない人でも、食べ過ぎの人は中性脂肪が高くなりがちです」

そうか、中性脂肪の元凶は「おつまみ」、要は食べ過ぎだったのか！　居酒屋に行ってまずポテトサラダを頼む私にとっては耳が痛い限りだ。

では、具体的に、どんなおつまみを食べればいいのかについては、次頁以降に続く。

注1　厚生労働省 eヘルスネット https://www.e-healthnet.mhlw.go.jp/information/alcohol/a-01-014.html

中性脂肪

中性脂肪を減らすポイントは？実は筋トレも大切だった

答える人：栗原毅さん
栗原クリニック 東京・日本橋

多くの酒飲みが気にしている「**中性脂肪**」は、適量飲酒なら上がらない（もちろん飲み過ぎはダメ）という研究結果があることが、栗原クリニック 東京・日本橋の栗原毅さんの前頁までの解説で分かった。中性脂肪を上げるのは、ポテトサラダなどのおつまみの食べ過ぎだという。

それでは、中性脂肪が高い人は、どのようなおつまみや食事で下げることができるのだろうか。また、運動など、中性脂肪を下げるためにほかにできることはあるのだろうか？

引き続き栗原さんに聞いてみたい。

脂っこいおつまみを控えればＯＫ？

まず、おつまみが中性脂肪を増やす理由を栗原さんに聞いてみよう。

「脂肪と聞くと、脂肪分の多い肉などを想像しますが、中性脂肪は、実は**糖質**によって増えます。糖質は体の中に入るとブドウ糖となり、小腸で吸収され、血液へと送られます。すると血糖値が急上昇し、血糖値を下げるために**インスリン**というホルモンが多量に分泌されます。そして、血液中の糖は中性脂肪となり、肝臓や脂肪細胞に蓄積されるのです。ですから、中性脂肪を下げるには、血糖値が急上昇しないような食事にする必要があるのです」

糖質のとり過ぎが肥満につながることは知っていたが、中性脂肪とこんなに密接な関係があるとは知らなかった。実際、糖質を制限した食事によって、血糖値はもちろん、中性脂肪値も下がったという研究報告もある（図1）。この研究結果では、脂質を控える「カロリー制限食」よりも、糖質だけ控えてたんぱく質、脂質、カロリーの制限がない「糖質制限食」のほうが中性脂肪値が下がっている。

しかし、内臓についた中性脂肪を減らすとなると、かなりハードな糖質制限になるのだ

図1　糖質を制限すると中性脂肪値が改善した

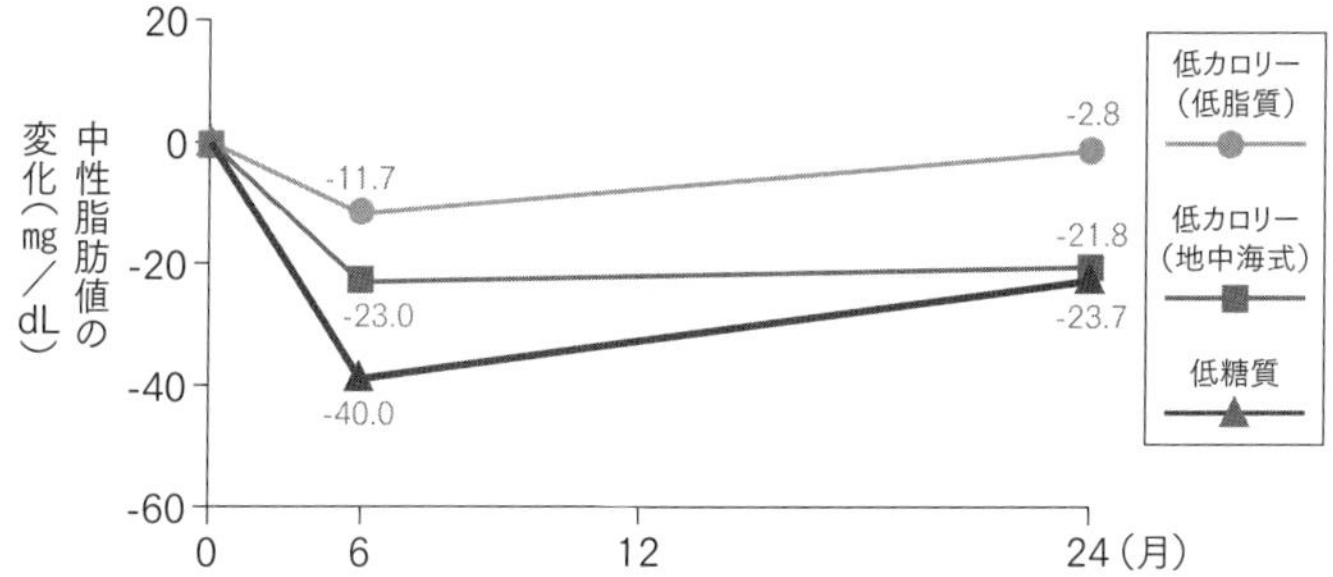

322人の肥満の男女を3つのグループに分け、カロリー制限食、地中海食、糖質制限食という3種類の食事療法の効果を調べた。その中で最も中性脂肪値を下げたのは糖質制限食だった。（N Engl J Med. 2008;359:229-241.）

ろうか……。すると、栗原さんからこんな答えが返ってきた。

「糖質は『ちょいオフ』でいいんです。極端な糖質制限にはリスクがある可能性があるうえに、続けにくい。さらには、リバウンドの危険もあります。いつもより意識して少し減らすだけで十分です。日本人の男性なら1日の糖質の摂取量はたいてい300g以上です（注1）。目安としてこれを250g程度まで減らしましょう。女性ならば200g程度にしてください。これなら、ごはんの盛りを7、8割と軽めにするだけで実現できます」

なお、普段の食事で400g以上とっている糖質過多の人は、意識的にもう少し減らすとよい。

食品に含まれる糖質量を大まかに把握しておこう。ごはんは、茶碗1杯を150gとすると、含まれる糖質量は55・2g。3食ごはんだと合計165・6gとなる。おかずやおつまみ、調味料にも糖質は含まれているので、それを考えると300gはあっという間に超えてしまう。

ポテトサラダは、「サラダ」なので体に悪くなさそうと思いがちだが、ジャガイモは1個(150g)当たり24・5gの糖質を多く含んでいる。このほか、コーン、カボチャ、サツマイモなども糖質が多いので注意したい。

「糖質は、食べ物だけでなく果汁を使った飲み物にもたっぷり含まれていますので、これにも注意してください」と栗原さん。野菜不足を補うために、野菜ジュースを飲んでいる人も多いと思うが、野菜ジュースには果物が入っているものが多く、糖質が意外に多いのでこれも注意が必要だ。200mLパックの野菜ジュースは、商品によるがたいてい14~20g程度の糖質が含まれている。

お酒を選ぶ際も、糖質が少ないものを選んだほうがよい。「注意したいのは、たっぷりの砂糖と甲類焼酎に漬けて作る梅酒(リキュール類)や、糖質がたっぷり含まれているサワーなどです。一方、本格焼酎やウイスキーなどの蒸留酒単体であれば糖質ゼロです」

日本酒、ビールなどの醸造酒は糖質がやや多い。醸造酒の中ではワインは低糖質だ。

お酒は適量までなら中性脂肪を上げないが、大量の飲酒は脂肪肝やアルコール性肝炎、そしてアルコール依存症につながる危険性がある。

「さまざまな疾患への影響も考慮すると、日本酒なら1合、ビールなら中ジョッキ1杯、ワインなら2杯までが理想的です。ただし、毎日でなければ、中ジョッキ2杯、日本酒なら2合、ワインなら3杯までは許容範囲でしょう」

積極的に摂取してほしい「オサカナスキヤネ」

栗原さんは、血液をサラサラにしたり、中性脂肪を増やさないためにも、積極的に摂取してほしい食材があると話す。具体的には、以下の食品群だ（図2）。頭文字を取って、**『オサカナスキヤネ』**と覚えておこう。

「オ」はお茶またはオリーブオイル、「サ」は魚、「カ」は海藻類、「ナ」は納豆、「ス」は酢、「キ」はキノコ類、「ヤ」は野菜、「ネ」はタマネギ、長ネギ、そしてニンニクも含まれる。毎日すべての食材をとるのが難しい場合は、3日単位でとるようにするといいそうだ。

「中性脂肪を増やさないようにするには、血糖値の上昇を緩やかにする必要があります。

図2　**積極的に摂取したい食材「オサカナスキヤネ」**

オ	**お茶**	カテキンは抗酸化作用が高い、
	オリーブオイル	不飽和脂肪酸がドロドロ血を溶かす
サ	**魚**	サバやイワシなどの青魚。DHAやEPAが血小板凝集を抑制
カ	**海藻**	コンブやワカメに含まれる水溶性食物繊維のアルギン酸が血糖値上昇を抑制
ナ	**納豆**	ナットウキナーゼが血栓を溶かす
ス	**酢**	酢酸、クエン酸が赤血球の膜を柔軟に
キ	**キノコ類**	食物繊維が血糖値上昇を抑制。β-グルカンがコレステロールを低下させる
ヤ	**野菜**	食物繊維が豊富、ビタミンCが活性酸素を消去
ネ	**タマネギ、ニンニクなど**	におい成分のアリシンが血小板凝集を抑える

このために有効なのが、糖質をとる前に、食物繊維や不飽和脂肪酸を先にとることです」　食物繊維が多く含まれる食品は、野菜、キノコ、海藻、不飽和脂肪酸はオリーブオイルなどが該当する。

食べる順番やスピードも大事だという。「早食いはドカ食い、肥満のもとです。ゆっくりと食べましょう。1回の食事に15分かける『スロー食べ』を意識してください」

このほか、冷たい飲み物も極力控えたほうがいい。「食事の際の飲み物は冷たい物ではなく、温かい物を選ぶようにしましょう。冷たい飲み物は血流が悪くなり、血液の温度を下げます。それに伴い血液の脂も冷え、血液がドロドロになり、さらには代謝も悪くなります」

ということは、糖質ゼロの本格焼酎のお湯割りとともに、キノコと海藻のサラダにオリーブオイルベースのドレッシングをかけて最初に食べ、〆鯖《シメサバ》と納豆の組み合わせなんてベストではないか。

また、「オサカナスキヤネ」の食材のほか、豆腐、ラム肉もお勧めだという。

有酸素運動だけでなく、筋トレも！

中性脂肪を減らすためには、食べ物だけでなく運動も重要だ。運動というと、真っ先に思いつくのはジョギングや水泳といった有酸素運動だが、実際はどうなのだろう。

「中性脂肪を減らしたいのであれば、有酸素運動に加えて、無酸素運動、つまり**筋トレ**などをすることをお勧めします」

こう聞いて、「えーっ！　有酸素運動だけじゃダメなの？？」と心の中で思った人も多いのではないか。実際、脂肪を減らすなら有酸素運動がいいと思われがちだ。

「有酸素運動だけを続けていても、なかなか中性脂肪が下がらない人がいます。なぜ、下がらないのか？　そのカギとなるのが『**脂肪筋**』です。脂肪筋とは文字通り、筋肉の中にある脂肪を指します。最近の研究では、この脂肪筋が問題視されており、まず脂肪筋を減らさないと脂肪肝や血液中の中性脂肪が減りにくいことが分かってきたのです。脂肪筋を落とすには、有酸素運動に加え、無酸素運動（筋トレ）を併用するのが有効です」

確かに、これは私も、実体験をもって理解している。週に3～4回、4キロほど走っていたが、体重、中性脂肪ともになかなか減らなかった。しかし筋トレを始めた途端、するっと体重が落ち、中性脂肪も基準値に下がったのである。

栗原さんによると、無酸素運動の中でも特に「**スロースクワット**」が有効で、実際に患者にも勧めているという。

「筋トレにより筋肉が大きくなる際、体脂肪が分解されます。中でもスロースクワットでは、スクワットをする際、完全に足を伸ばさないことでふくらはぎの血管がずっと圧迫を受けたままになり、筋肉が酸素不足状態となります。実際よりも『強い運動をした』と脳が錯覚することで、軽い運動にもかかわらず筋肉が太くなりやすいのです」

スクワットは、大腿四頭筋やハムストリングス、それにふくらはぎの筋肉など、鍛えられる筋肉が大きく、トレーニングによる基礎代謝アップや脂肪燃焼効果がより多く期待できるという。

「やり方は簡単です。まず足を肩幅程度に開き、腕を胸の前で交差させます。膝を軽く曲げた状態からゆっくりとスクワットを行います。このとき、下がったところで動きを止めず、すぐに上がること。5秒かけて下がり、5秒かけて上がる。これを朝晩、各5回ずつ計10回行います。非常に軽い運動ですが効果はてきめん。私の患者さんで習慣化できた人は、中性脂肪の数値が下がっています」

私もさっそく日々の筋トレにスロースクワットを取り入れてみた。簡単そうに思えたが、やってみるとたった5回だけでカラダが熱くなる。普通のスクワットよりも効きそうだということが、太ももの張りでよく分かる。これなら続けられそうだ。

「スロースクワットを続けていくと、おおむね筋肉の中の脂肪（脂肪筋）、肝臓、内臓、皮下脂肪の順番で脂肪が減っていきます。スロースクワットにかかる時間はわずかなもの。継続することが一番大切です」

スロースクワットなどの無酸素運動をした後、ウォーキングなどの有酸素運動をするとさらに効果的だという。「片方だけに偏らず、有酸素運動、無酸素運動ともにバランスよく行うのが大切です」と話す栗原さんの教えを実践していきたい。

注1　2015年に栗原毅医師とサッポロビールが実施した「食習慣と糖に関する20～60代男女1000人の実態調査」では、1日に摂取していた糖質量の平均は、男性309g、女性332g。

痛風・尿酸値が怖いなら、ビールより酒量に気をつけよ！

答える人：細谷龍男さん
東京慈恵会医科大学名誉教授

中高年を迎えた多くの酒飲みにとって、気になるのは**尿酸値**。そう、尿酸値と言えば、風が吹いただけで痛むという**痛風**である。

私の周囲にも、既に痛風の症状が出てしまい、それでも薬を飲みながらビールを飲む強者《つわもの》がいる。さらに、取引先との接待などが続き、治まっていた痛風の症状がいきなり出て、痛みに耐えながら仕事をしている人もいる。幸いなことに私は痛風とは無縁だが、痛風になった知人の話を聞くと、その痛みたるや半端ではなさそうだ。

だから、痛風発作に襲われた経験がある人は、飲み会の場などで、つい話したくなるのだろう。ミドル以上の男性が参加する飲み会で、〝痛風自虐自慢〟の話を聞いたのは、これまで1度や2度ではない。

痛風の元凶である尿酸はプリン体から作られる

痛風は正確には「**痛風関節炎**」という。血液などに含まれる尿酸という物質が結晶化して、関節にたまって炎症を起こし、足の指、膝などに激しい痛みを引き起こす。血液中の尿酸の濃度（尿酸値）が高くなると、痛風発作が起こりやすくなる。健康な人の尿酸値は5・0〜6・9㎎／dL程度で、尿酸値が7・0㎎／dLを超えた状態は**高尿酸血症**と呼ばれる。7・0㎎／dLを超えてくると、尿酸が結晶化しやすくなり、痛風の発作を起こす可能性が高まるのだ（図1）。

その痛風の元凶ともいえる尿酸のもととなるのが**プリン体**だ。だから尿酸値が高い人は、プリン体を含む食品や飲料を控えたほうがいいといわれるわけだ。昨今、よく見かける「プリン体ゼロ」のアルコール飲料は、尿酸値を気にする人にとっては助っ人的な存在といってもいいだろう。

私も、プリン体を多く摂取すると痛風につながりやすい、くらいの知識はあった。この

図1　尿酸値が7.0㎎／dLを超えると高尿酸血症

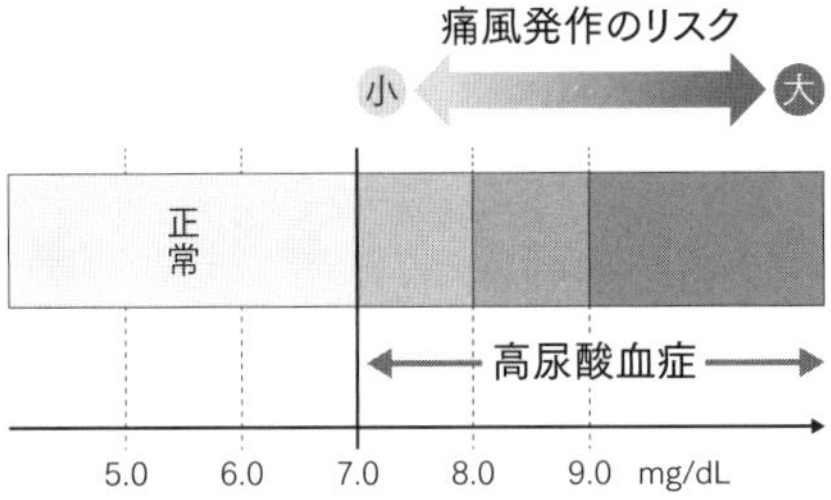

『高尿酸血症・痛風の治療ガイドライン 第2版』（日本痛風・核酸代謝学会 ガイドライン改訂委員会）を基に作成。

ため、私は痛風になりたくなければ、プリン体を抑えればいいと単純に思っていた。具体的には、ビールはプリン体が多いといわれるから、とりあえずビールを控えればOKだと。

だが、話はそんなに単純ではないらしい。ビールを控えるより、そもそも飲酒そのものがよくないという話も聞く。

そこで、痛風や高尿酸血症に詳しい東京慈恵会医科大学名誉教授の細谷龍男さんに話を聞いた。

若い人も女性も痛風になる！

そもそも痛風は、増えているのだろうか。細谷さんは、「食生活が豊かになり始めた高度経済成長期（1960～70年代）を皮切りに、痛風は急増し始めました。1986年には約25万人、そして2013年には約1006万人と、ここ30年くらいの間に4倍に増えています」と話す。痛風予備群ともいえる高尿酸血症の人は1000万人以上ともいわれるという。

「以前はミドル世代の病気と見られていましたが、最近では30代など低年齢世代でも罹患するケースが目立っています。そして、女性ホルモンの働きなどにより女性はそもそも痛風・高尿酸血症にはかかりにくいので、かつて痛風にかかるのは99％が男性といわれていましたが、現在は女性の患者さんも増えてきています」

昔は痛風と言えば「おじさんの病気」と鼻で笑っていたけれど、どうやら人ごとではなさそうだ……。

尿酸は新陳代謝の過程で自然に生成されるもの

それでは、痛風にかかりやすい食事や飲み方はあるのだろうか。やっぱりビールはよくない？

「尿酸はプリン体から作られますから、プリン体の摂取が尿酸値に影響するのは確かです。しかし、意外と知られていないのですが、プリン体の7～8割は体内で作られています。食べ物から取り込まれるプリン体は2～3割なんですよ。食品から取り込まれるプリン体が尿酸値に与える影響はそれほどではないことが分かってきました」

何と！　恥ずかしながら、このことを今日まで知らなかった。「尿酸値が高い人はプリン体の含有量が多い食品を控えなさい」とよく耳にすることもあってか、食べ物にさえ気をつけていれば尿酸値は上がらないものと思い込んでいた（注1）。

では、プリン体から尿酸はどう生成されるのだろうか？

「プリン体は尿酸のもととなる物質です。プリン体は、核酸（ＤＮＡ、ＲＮＡ）を構成する物質の一つで、細胞の中に必ず含まれています。そして、尿酸は体内のプリン体が分解されるときに生じる老廃物です。プリン体が体内で尿酸に分解される経路は２つあって、一つは細胞の新陳代謝の際です。新陳代謝により、細胞が壊れると、細胞内の核酸は細胞の外に放出され、これが最終的に尿酸に分解されます」

プリン体や尿酸は悪者だと思っていたが、体の生命維持のサイクルの中で自然に生成されるものだったとは驚くばかりである。

「また、プリン体はカラダを動かす際に使われるＡＴＰ（アデノシン３リン酸）という物質にも含まれています。ＡＴＰはエネルギー源として利用され、生命活動の維持に欠かせない重要な物質です。このＡＴＰは活動に利用されるとＡＤＰ（アデノシン２リン酸）に代謝されますが、安静にしていれば再び元のＡＴＰに戻ります（再合成）。しかし激しい運動などでエネルギー源であるATPが大量に利用されると、再合成が追いつかず、プリン体、そして尿酸へと分解されてしまうのです。そして、プリン体を尿酸へと分解する役割を担うのが肝臓です。分解された尿酸の多くが腎臓に運ばれ、尿や便として体外へと排出されます」

アルコールそのものに尿酸値を上げる作用が

だが体内で多くが自動的に合成され、食品摂取からの比率が少ないというのであれば、プリン体を含む食品は気にせず食べてもいいのでは？

実際、細谷さんによると、少し前の食事指導では、プリン体を含む食品を控えるように厳しく言われることが多かったそうだが、最近では、以前ほど強く言われることは減っているという。

「尿酸値が低い人は過度に気にする必要がありませんが、肥満の人、尿酸値が高い人は、食品からとるプリン体の影響を強く受けます。尿酸値が高い人はプリン体を多く含む食品の摂取を控えるべきです。ですから、プリン体が多いビールを避けたほうがいいというのは間違いではありません。ビールは、ビール酵母の中にプリン体を含んでおり、飲めば尿酸値は上がります。ある実験では一般的なビールを飲んだ3～4時間後に尿酸値が最大で30％上がったという報告もあります」

ただし、ビールだけを控えても意味がないという。「なぜなら、**アルコールそのものが尿酸を上げる要因になる**からです」と細谷さん。

何と元凶は、アルコールそのものにあったとは！　私は、「プリン体の多いビールさえ飲まなければOKで、ほかのお酒にすればいい」と思っていた。実際、私の周りにも「プリン体ゼロの本格焼酎なら大丈夫」と言って、ガンガン飲んでいる人がいる。

「それは大きな勘違いです。ビールに限ったことではなく、アルコールそのものに尿酸値を上げる作用があります。アルコールはエネルギー物質であるATPを分解し、尿酸の産生を促進します。また、アルコールが肝臓で分解される際に生成される乳酸は、腎臓からの尿酸の排出を低下させてしまうのです。さらにアルコールには抗利尿ホルモンを抑制する作用があり、脱水も進みます。尿酸の7～8割は尿から排出されますが、脱水によって尿量が少なくなるため、尿酸の排出が低下し、体内の尿酸値が高くなるのです」

「えええー、ビールさえ我慢すればいいと思っていたのに」という悲鳴が聞こえてきそうである。かく言う私も心でそう叫んでいる（泣）。

実際、アルコールの摂取量が多いほど、痛風の発症リスクが高まるという研究結果も出

図2　アルコール摂取量が増えるほど痛風発症リスクは増える

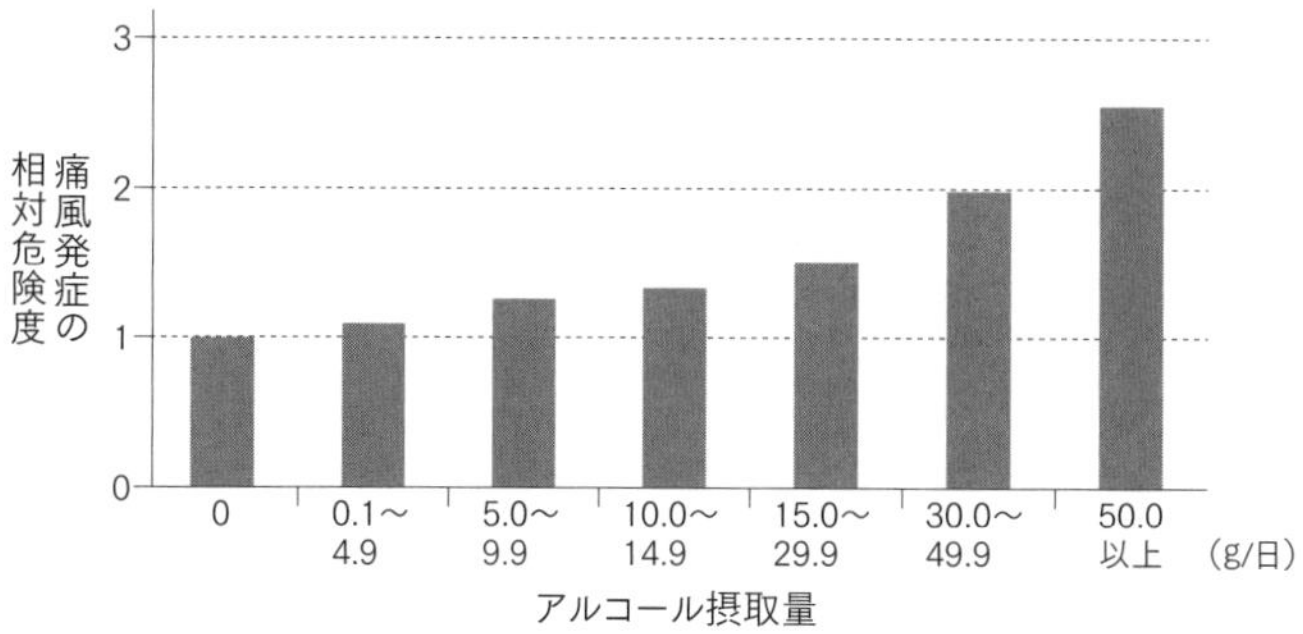

『高尿酸血症・痛風の治療ガイドライン 第2版』（日本痛風・核酸代謝学会 ガイドライン改訂委員会）を基に作成。

ている（図2）。これを見ると、飲む量の増加によって、きれいに痛風発症の危険度が高まっていることが分かる。アルコール摂取量が30～49・9gでリスクは約2倍だ。日本酒なら1合、ビールならロング缶1本で、純アルコールで20g程度になる。つまり、日本酒を2合飲めば、リスクは2倍になるという計算になる。

高尿酸状態を放置すると生活習慣病を招きやすい

尿酸値が高く、高尿酸血症（7・0mg／dL以上）に該当している人でも、痛風発作が起きていないこともあるだろう。そのため、尿酸値が高くても放置している人も少なくない。

実際、尿酸値が高くなっても、必ずしも痛風発作が起こるわけではない。では、痛風にならないなら、その状態を放置しておいてもいいのだろうか。

細谷さんは「尿酸値が高い状態を放置すると、生活習慣病を招きやすいので、放置してはいけません。医師に相談してください」と話す。尿酸値が上昇するにつれて、メタボリックシンドロームの頻度が高くなり、逆にメタボリックシンドロームの人ほど尿酸値が上昇することも分かっているのだという。

「高尿酸血症の人は、糖尿病、高血圧、脂質異常症などを合併するケースが多く、これらの結果、動脈硬化を引き起こし、心筋梗塞や脳梗塞などの障害を起こすリスクが高まります。さらに、高尿酸血症を放置すると、腎機能が低下したり、尿路結石ができやすくなったりするのです」

こう聞くと、尿酸値が高い状態（高尿酸血症）を放置しておくのが、いかに危険なことかよく分かる。これから先の人生を、長く健康で楽しめるようにするためにも、飲酒を含めた生活習慣の改善に着手していただきたい。

注1　一般に「魚卵はプリン体が多い」と思われているが、必ずしもそうではない。100g中のプリン体含有量はイクラ3・7㎎、カズノコ21・9㎎程度で、プリン体含有量が少ない食品に分類される。やや高めのものでも、タラコ120・7㎎程度で、300㎎を超える鶏レバーやマイワシの干物などより少ない。また、タラコなどは一度に食べる量が少ないことが多い。

尿酸値

尿酸値を上げないポイント、選ぶなら赤ワインがいい？

答える人：細谷龍男さん
東京慈恵会医科大学名誉教授

多くの酒飲みが気にする**尿酸値**と**痛風**。ビールはプリン体を多く含み尿酸値を上げるというのは確かだが、実はアルコールそのものに尿酸値を上げる作用がある。だから、ビールだけ控えればいいわけではなく、アルコールの摂取量を抑えることが大事なのだ。

それでは、尿酸値を下げて痛風を予防するには、どうしたらいいのだろうか。痛風や高尿酸血症に詳しい東京慈恵会医科大学名誉教授の細谷龍男さんに話を聞いた。

できれば日本酒1合、ビール中瓶1本に抑えたい

細谷さんが、まず勧めるのは、酒量を減らすこと。

「健康診断などで尿酸値が高いと指摘された人は、まずは酒量を減らし、その範囲でお酒を楽しむようにしましょう。全くアルコールを飲まない人に比べ、1日に純アルコールにして30〜49・9gを飲む人は痛風発症リスクが約2倍に高まります」

ここでいう「適量」とは、「純アルコール20g」を指す。日本酒なら1合、ビールなら中瓶1本程度である。つまり、日本酒を2合飲めば、リスクは2倍になるわけだ。

さらに、「**休肝日**」を設けることを勧める。

「週2日の休肝日を設けることも大事です。毎日飲む人は尿酸値が上がりやすいという報告もあります。ウイークデーに飲む機会が多いなら週末は控えるなど、自分のライフスタイルに合った方法で休肝日を設けるといいでしょう」

毎日飲む習慣のある人にとっては耳が痛いが、痛風を発症させないためにも、何とか自制しよう。また、尿酸値が高い状態（**高尿酸血症**）は、痛風の発作が起こるリスクが高くなるだけでなく、さまざまな生活習慣病を招きやすい。心筋梗塞や脳梗塞のリスクを高めることも改めて認識しておきたい。

図1　アルコールの種類と痛風発症の関係

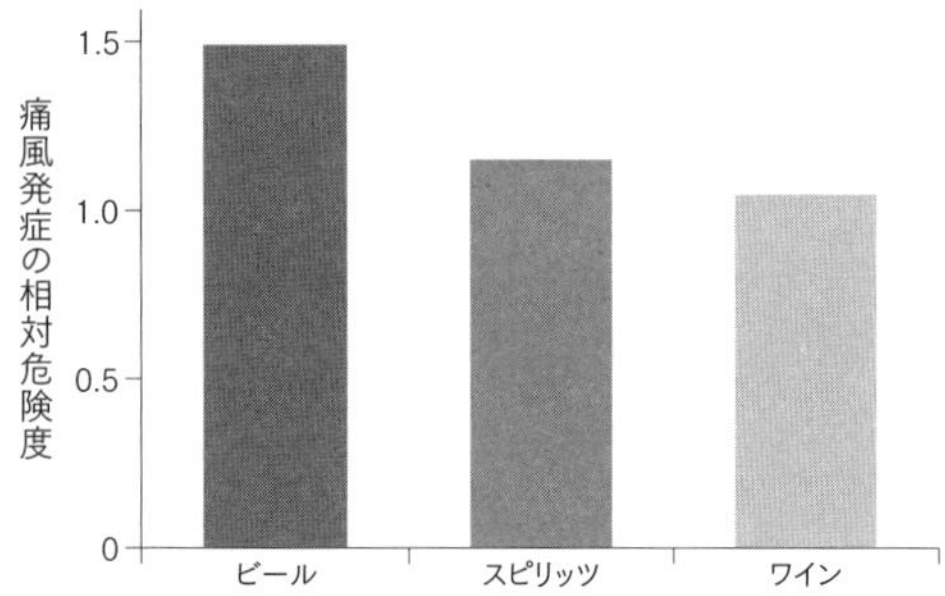

『高尿酸血症・痛風の治療ガイドライン 第2版』(日本痛風・核酸代謝学会）より。

ワインは尿酸値が上がりにくい!?

細谷さんは、お酒の種類にも気を配るといいと話す。実は**赤ワインは尿酸値が上がりにくい**のだという。

お酒の種類と痛風発症の関係を調査した研究によると、痛風発症リスクはビールが最も高く、（ビールをあまり飲まない人たちに対して）1・5倍。スピリッツ（蒸留酒）は1・2倍となっているが、ワインについてはその関係は認められなかったという報告がある（図1）。

とはいえ、1日1合というのは酒好きにとってはつらい量だ。中には、「ええい、いっそのこと尿酸値が下がるまでしばらく飲むのを我慢する」という人もいるかもしれない。しかし、細谷さんは、「アルコールを飲まないことがストレスになるのなら、かえって良くない」という。

「お酒を我慢することがストレスになるなら、適量を守って飲んだほうがいいんです。というのは、ストレスと尿酸・痛風は関係が深いから。**ストレスによる自律神経の乱れが尿酸の産生を促すとともに、尿酸の排出を低下させる**と考えられています。私が診た患者さんでも、ストレスの影響で痛風の症状が出てしまい、翌日の大切な予定を欠席せざるを得なくなった方がいます」

程よく飲んで、ストレスを発散することは必ずしも悪いことだけではないわけだ。

肥満を改善することが何より大事

酒量を減らす、休肝日を作るのはもちろんだが、細谷さんは「尿酸値を下げたいのであれば、**肥満**を改善することが一番大事」と熱を込めて言う。

「尿酸値を下げるには、食生活を改善し、肥満を予防することが重要です。肥満と診断された人の約7割は高尿酸血症になるというデータもあります。今の食事を見直し、最低でも3～6カ月、バランスのいい食生活を心がけ、尿酸値、および体重の変化をチェックするといいでしょう。最近の体重計は体重だけでなく、体脂肪やＢＭＩなどが出るものも多くあります。1日に一度、体重計に乗って、自分の状態を知るのは体重管理には欠かせません。ベースとなる体重が分かっていれば、ちょっと増えた時点で翌日の食事を減らすなど、自然と調整ができるようになります」

そして、適度な運動もまた大事な要素だ。しかし「激しい筋トレ、短距離走といった急激に大量のエネルギーを必要とする無酸素運動は避けること」と細谷さん。

「運動は筋トレよりもウォーキングや水泳など、軽い有酸素運動がお勧めです。激しい筋トレは、酸素の供給が追いつかず、筋肉中のATP（アデノシン3リン酸）を使うため、**プリン体が急激に増え、尿酸値が上がってしまう**からです。またエネルギーを急激に消費することで筋肉からの乳酸が増加し、腎臓の尿酸の排出が抑制され、尿酸値が上昇してしまいます」

プリン体の多い食品はやっぱり避ける？

細谷さんは、「かつ丼などの丼ものよりも、定食を選んだほうがいい」とアドバイスする。定食ならば、野菜を使った総菜などもつく。要は、カロリーオーバーに注意しつつ、多種の食品を少しずつ、バランスよく食べることが大切なのだ。「食事のメニューを考え

図2　**プリン体の多い食品**

プリン体が極めて多い食品（100g当たり・300mg～）	**プリン体が多い食品**（100g当たり・200～300mg）
・鶏レバー：312.2mg	・豚レバー：284.8mg
・まいわし（干物）：305.7mg	・牛レバー：219.8mg
・いさき白子：305.5mg	・かつお：211.4mg
・あんこう肝 酒蒸し：399.2mg	・まいわし：210.4mg
	・大正えび：273.2mg
	・まあじ（干物）：245.8mg
	・さんま（干物）：208.8mg

るときは、特定の食品に偏らないことが大事です。高尿酸血症の人は、肉などの動物性脂肪が多く、野菜が少ない傾向があります。特に野菜は意識して多くとるようにしましょう。また、乳製品もとるといいでしょう」

では、プリン体を多く含む食品をとる場合はどうすればいいのだろうか。プリン体は私たちが普段食べている食品のほとんどに含まれているが、中でも、魚の干物やレバーなどに多く含まれている（図2）。

細谷さんは、食品単体のプリン体含有量は過度に気にしなくていいと話す。プリン体の多くは体内で作られており、食品から取り込まれる比率は2～3割程度で、尿酸値に与える影響もさほど大きくないことが分かってきたからだ。

「ただし、高尿酸血症の人の中には、プリン体の過剰摂取で、高尿酸血症が悪化する人もいます。こういった人はプリン体の摂取量を制限する必要があります」と細谷さん。高プリン体食品の代表は、レバーや魚の干物だ。一般に「魚卵はプリン体が多い」と思われているが、必ずしもそうではない。なお、コレステロールが多いと避ける人が多い卵（鶏卵）も、実はプリン体は少ない。

水分は多めにとる！ コーヒーもお勧め

また、普段の生活で水分を多めにとることも尿酸値を下げるには効果的だという。肝臓で分解された尿酸は尿とともに体外へと排出される。尿の量が少なくなると、尿酸の排出量が低下して、尿酸値を下げることができないのだという。

「1日2L程度の尿の量を維持するのが理想的です。通常、人の尿量は1日1・0〜1・5Lですので、こまめに**いつもの倍くらいの水分**を摂取してください。もちろん水分の補給はカロリーやアルコール成分が含まれない水やお茶などにしてください」

水分摂取の際に、甘い清涼飲料水や果糖の多い果汁100％ジュースなどは適さないという。「果糖の過剰摂取は尿酸を増やすことにつながります。実際、砂糖（ショ糖＝果糖

図3　コーヒー摂取量と痛風発症の関係

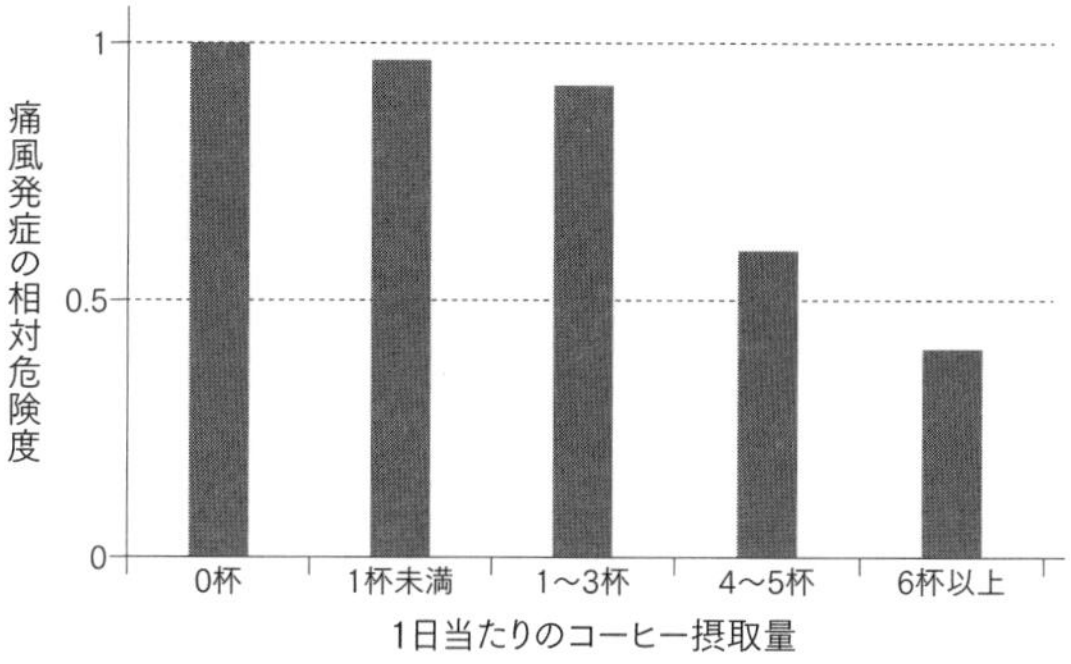

米国でのコホート研究で、コーヒーの摂取量が多い人ほど痛風発症リスクは少ないという結果が出ている。『高尿酸血症・痛風の治療ガイドライン 第2版』より。（Arthritis Rheum. 2007;56:2049-2055.）

＋ブドウ糖）入りの甘いソフトドリンクの摂取量が多いと痛風発症のリスクが高まるという報告もあります」

そういえば私の周囲の「尿酸値が高い」と嘆く人の多くは、お茶より砂糖たっぷりのジュースや甘いサワー、コーヒーでも砂糖・クリームたっぷりのものを好む傾向があるように思う。

あまり知られていないが、**コーヒーは尿酸値にいい影響がある**という。細谷さんは、「コーヒーの摂取もお勧めです。米国のコホート研究で、『コーヒーを多く飲む人ほど痛風発症のリスクが低い』という報告が出ています」と話す（図3）。この研究では、全くコーヒーを飲まない人に比べ、1日に6杯以上飲む人の痛風発症の危険度は半分以下となっている。

とどのつまり、「これをしたから尿酸値が劇的に下がる」というものはなく、食事の改善、適切な酒量、休肝日、そして運動といった基本的なことを地道に続けることが、尿酸値を下げる最良かつ最短の手立てだという。だがこれらすべてのことをやりつくしてもなお尿酸値が下がらない場合は、医師に相談しよう。

「何をしても尿酸値が下がらない方は、医師と相談しながら薬で尿酸値をコントロールすることも検討しましょう。尿酸値が高いまま放置してしまうと、痛風発作だけでなく、生活習慣病のリスクが高まります」

もはや尿酸値やγ－ＧＴＰの数値の高さを自慢する時代は終わった（遠い目）。今は尿酸値や体重など数値をコントロールできてこそ、かっこいい酒飲みなのだ。

第2章

あなたの「酒乱」「骨折」の危険度は？

酒乱

酒乱になる人、ならない人は何が違うのか？

答える人：眞先敏弘さん
帝京科学大学医療科学部

「あの人、飲むと豹変《ひょうへん》するんだよね……」

あなたの周りにこんなふうに言われている人はいないだろうか。酒を飲んでテンションが上がったり、冗舌になるのなら「ただの酔っ払い」。しかし中には酒が入ると、人格が変わったかのごとく、豹変する人がいる。そして暴言すれすれのアブない発言を連発したり、酒の席だから許されると勘違いしたのか、セクハラまがいの発言をすることもある。これがいわゆる「**酒乱**」と呼ばれるやつで、翌日は全く覚えていないことも珍しくない。

こうした人が飲み会に参加すると、宴会が盛り上がって楽しくなることもごくたまにあるが、その一方で度を越すと大きな問題になる。ひどくなると、暴力を振るったり、暴言を吐きまくる人もいる。

今から10余年前、私は究極の酒乱ともいうべき人を目の当たりにしたことがある。彼は酒を飲まなければ、ごくフツーの男性で、どちらかというと目立たないタイプ。彼と一緒に仕事で北海道を訪れたときのこと。いつにも増して早いピッチで飲んでいた彼は、店でも傍若無人の振る舞いで、私は「これはまずいな。早めに切り上げたほうがよさそう」と感じ、彼がトイレに入っている間に会計を済ませた。

ところが、それにぶち切れた彼は、表に出た途端、私の首根っこをつかみ、ばぴゅーんと投げ飛ばしたのである。雪が積もっていたからいいものの、もしアスファルトだったら……擦り傷くらいでは済まなかっただろう。

翌朝、その話を彼にすると、「全く記憶にない」という。彼は平謝りしていた。その後、すっかり疎遠になってしまったが、彼は今、どうしているのだろう。

酒乱には遺伝的要因と環境的要因がある

酒好きの中には「もしや自分も酒乱なのでは？」と不安を抱いている人もいるだろう。

かくいう私も、問題行動などは起こしていない（と思う）が、朝起きたらメガネが割れていた、覚えのないアザが体にできていた、飲酒時の記憶がスッポリ抜けていた、などという経験は過去に幾度かあった。非常に不安である。

そこで、神経内科医で『酒乱になる人、ならない人』（新潮新書）の著者である帝京科学大学 医療科学部 医学教育センター教授の眞先敏弘さんに話を聞いた。

そもそも「酒乱」とはどういった状態を指すのだろうか。

「科学的な観点から言うと、酒乱とはアルコールによって脳内の大脳皮質が麻痺し、社会的な規範を逸脱する言動が出ている状態、またはそうした状態にしばしば陥る人を指します。簡単に言えばアルコールを飲むと性格がガラリと変わって、過激な発言をしたり、問題行動を起こす酒飲みのことです。もちろん、酒乱といっても程度はさまざまです。中には憎めない酒乱もいます。関係者に容認された酒乱でむしろその人と飲みたいという人もいますし、逆に関係者から避けられる、つまりその人とは一緒に飲みたくない酒乱もいます。前者が『いい酒乱』、後者が『悪い酒乱』と言えるでしょう。大脳皮質の麻痺のレベルには違いがあると考えられます。極端な例として、行動が短絡的・暴力的になり、ときに犯罪に結びつくレベルになる『悪性酒乱』とも呼ぶべき状態になると、おそらく大脳皮質の大部分が麻痺に陥り、道徳的な規範などが守れなくなっている状態と考えられます」

程度の差こそあれ、「もしや私も…?」と思った方も少なくないはず(私もである)。では一体、「酒乱」と呼ばれるタイプと、フツーの酔っ払いとでは何が具体的に違うのか?

眞先さんは、「酒乱にもさまざまあり一概には言えない」と前置きしつつも、主に「遺伝的な要因」と「環境的な要因」が考えられるという。中でも「酒乱と遺伝子が関係していることは間違いないでしょう」と話す。

深く関わっているアルコール脱水素酵素の個人差

「酒乱と遺伝子の関係で、特に注目すべきは、アルコール脱水素酵素(ADH)と、アセトアルデヒド脱水素酵素(ALDH)の組み合わせです。ADHやALDHの活性は、遺伝的な要因による個人差があります。酒乱の場合、特にADHのタイプが鍵になると考えられます」

ADH、並びにALDHは、体の中でアルコール(エタノール)が分解されるプロセスで欠かせないものである(図1)。私たちの体の中では、アルコールが入ると、まずADHによって、毒性を持つアセトアルデヒドに分解される。次にALDHの働きによって、アセトアルデヒドは無害な酢酸に分解され、最終的には水と炭酸ガスなどに分解される。こ

図1　**アルコールの代謝経路**

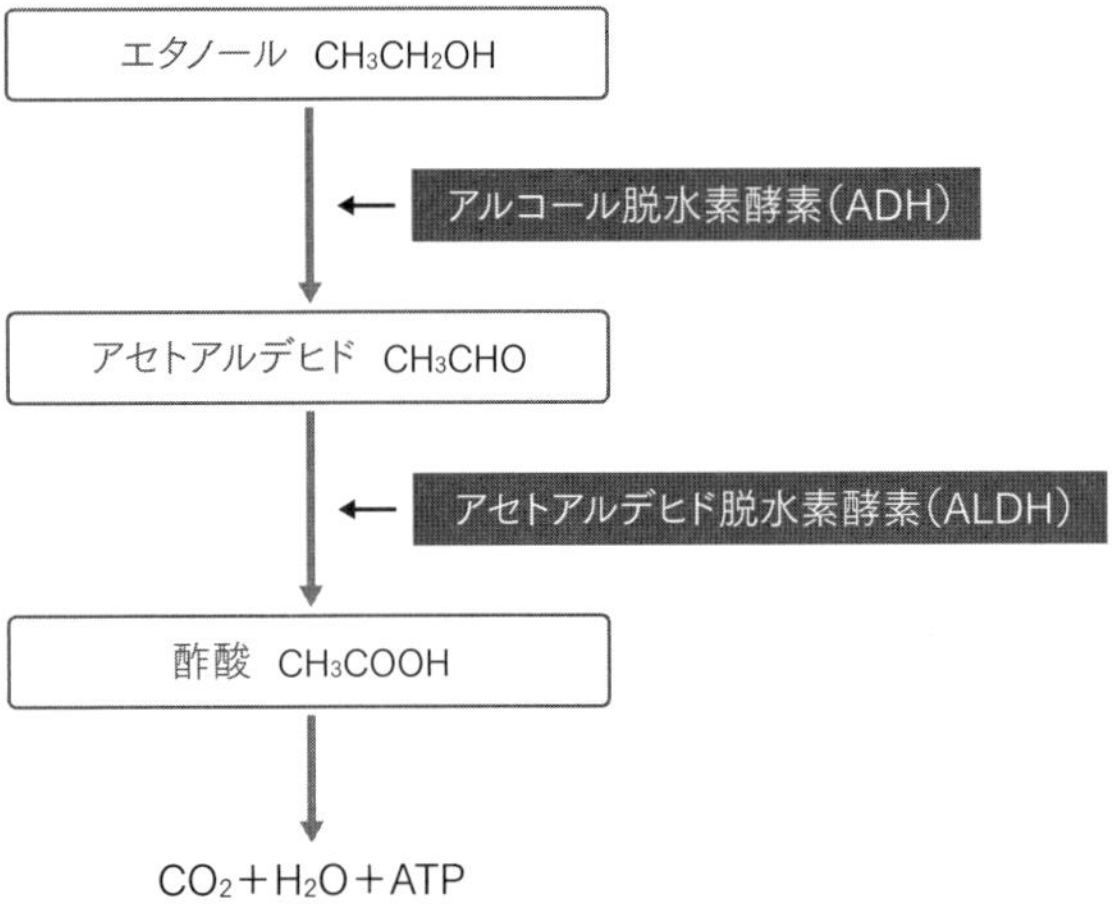

アルコール（エタノール）のほとんどは肝臓で代謝される。エタノールは「アルコール脱水素酵素（ADH）」により、アセトアルデヒドとなり、「アセトアルデヒド脱水素酵素（ALDH）」により無毒な酢酸になる。

のＡＤＨやＡＬＤＨの活性は、遺伝的要因が大きく影響する。

一般に、酒の強さについては、ＡＬＤＨ（アセトアルデヒド脱水素酵素）の活性のほうが大きく関与するといわれている。お酒を飲んで顔が赤くなる、ならないの差もＡＬＤＨが大きく影響する。

しかし、酒乱については、ＡＤＨ（アルコール脱水素酵素）が深く関与しているというのだ。ＡＤＨには種類がいくつか存在するが、大きく影響するのがADH1B（以前はＡＤＨ2と呼ばれていたもの）だという。両親からADH1Bのどの遺伝子をもらい受けるかによって、アルコールの分解能力が変わってくる。

酒乱になりやすい遺伝子の組み合わせとは？

「日本人の場合、ADH1Bの遺伝子は、ADH1B*1とADH1B*2の2つがあり、ADH1B*1を持つ人はアルコールの分解速度が速く、ADH1B*2を持つ人はアルコールの分解速度が遅くなります。遺伝子は両親からそれぞれ一つずつもらい受ける、つまりADH1B*1またはADH1B*2のいずれかを両親からもらい受けますから、ADH1B*1を2つ持つ人、ADH1B*1とADH1B*2を一つずつ持つ人、そして、ADH1B*2を2つ持つ人の3タイプがあります。このうちADH1B*2を2つ、つまりアルコールの分解速度が遅い遺伝子を2つ持っているタイプが、いわゆる酒乱に近い飲み方をすることが多いのです。このタイプの人は、アルコールを飲んだときの盛り上がりが激しく、時に泥酔して記憶をなくしてしまう傾向がよく見られます」

眞先さんがこうした独自の分類を導き出したのは、アルコールに関わる医療で日本をリードしている久里浜医療センター（当時は国立療養所久里浜病院）に勤務していた頃、同僚のドクター10数人の酒の飲み方を比較してのことだという。専門病院だけあって、ドクターのＡＤＨやＡＬＤＨなどの遺伝子型をすべて把握できている。遺伝子型を把握した上で、ドクターの飲み方を観察して導き出したわけだ。

「ADH1B*1を2つ持っている人は盛り上がりがほとんどないけれど、酒量はかなりいける酒豪タイプ。ADH1B*1とADH1B*2を一つずつ持っている人は中間の飲み方をします。こうしたことから私は、ADH1B*1を**『酒豪遺伝子』**、ADH1B*2を**『酒乱遺伝子』**と呼んでいます。ただし、これらは、仲間内の医師という特殊な少数例から導き出した、あくまで仮説であることにご注意ください」

眞先さんが、ADH1B*2を「酒乱遺伝子」と呼ぶ理由は、この遺伝子を持っている人は「血中アルコール濃度が上がりやすいから」だという。「酒乱の状態は血中のアルコール濃度が急激に上がるときに起こります」。特にこの遺伝子を2つ持っている人は、アルコールの分解が遅く、飲酒後に血中のアルコール濃度が急激に上がりやすい。飲んで早々に酔っ払って盛り上がってしまうので、飲み過ぎて爆発したり、記憶をなくしたりすることが少なくないという。

そして、眞先さんによると、もう一つ条件があるという。それがＡＬＤＨ（アセトアルデヒド脱水素酵素）の活性だ。

「毒性の強いアセトアルデヒドを分解するＡＬＤＨも複数があり、最も大きく影響するの

図2　酒乱の可能性が高いのはこのタイプ

アセトアルデヒド脱水素酵素（ALDH） ＼ アルコール脱水素酵素（ADH）	ADH1B*1 ×2	ADH1B*1 ADH1B*2	ADH1B*2 ×2
ALDH2*1 ×2	×	△	◎
ALDH2*1 ALDH2*2	×	×	×
ALDH2*2 ×2	×	×	×

酒乱になりやすい

酒乱遺伝子（ADH1B*2）を持っていて、下戸遺伝子（ALDH2*2）を持っていないと酒乱になりやすい。

はALDH2です。ALDH2も、アルデヒドの分解能力が高いALDH2*1と分解能力がないALDH2*2があり、両親からそれぞれ一つずつもらい受けます。ALDH2*2を持っている人はお酒を飲むと顔が真っ赤になったり、気分が悪くなる人です。ALDH2*2を2つ持つ人は完全な下戸、一つだけ持つ人は顔が赤くなり、多くの量が飲めないタイプです。私はALDH2*2を『下戸遺伝子』と呼んでいます。酒乱と呼ばれる人はこの『下戸遺伝子』を持っていないタイプが該当します」

そろそろ頭が混乱してきたので、ここで一度整理しよう。前ページの分類表を見ていただきたい（図2）。ADH、ALDHともに3つのタイプがあるので、合計9つに分類できる。

酒乱になりやすいのはADH1B*2（酒乱遺伝子）を持っていて、かつALDH2*2（下戸遺伝子）を持っていないタイプ。特に危険なのはADH1B*2を2つ持っていて、ALDH2*2を持っていないタイプである（図の二重丸のところ）。そして次に危険なのはADH1B*2とADH1B*1を一つずつ持っていて、ALDH2*2を持っていないタイプとなる（図の三角のところ）。

眞先さんは、ALDH2*2（下戸遺伝子）を持っている人、つまり**完全な下戸や顔が赤くなる人は、まず酒乱になることはない**と話す。「酒乱になるためには血中アルコール濃度が0・2%を超えることが条件になると考えられます。下戸遺伝子を持つ人は、どんなに努力しても飲む量に限界があります。0・2%を超えるのは難しいでしょう」

眞先さんによると、日本人は酒乱遺伝子ADH1B*2を持つ人が多くいるが、白人・黒人にはほとんど見られないという。つまり、「日本人は遺伝的に酒乱になりやすい人が多い」ということになる。

眞先さんの話を聞くうち、何だかだんだん不安になってきた……。私、思い切り酒乱の素質があるんじゃなかろうか？　私自身、アルコールに関する遺伝子を調べたことはないが、気になる方は久里浜医療センターなどの専門機関で検査を受ければ確認できるそうだ。またはネットなどで販売している「アルコール感受性遺伝子分析キット」などを利用する手もある。

真面目な人ほど酒乱になりやすい？

酒乱にはもう一つの要因として、その人が置かれている「環境」も影響するという。

眞先さんは、「環境要因も複雑なので、『どういった環境に置かれると酒乱になりやすい』とは一概に言いにくいのですが、典型的な例として、**普段から自分を抑制している人ほど酒乱になりやすい**と考えられます。性格的に真面目な人、また職業上、抑制を強いられる人などです」と話す。

「その人の置かれている精神状態、つまりストレスをどのくらい抱えているかが関係していきます。性格的に真面目にやらなければならないと思っている人ほど、ストレスを抱えやすく、酒乱になる危険性が高いといえます」

冒頭で、酒乱の人は大脳皮質がアルコールによって麻痺していると説明したが、さらに詳しく探っていこう。

「いつもは脳の理性を司る部分が、喜怒哀楽などの人間の感情を作る部分を抑制しています。しかし、アルコールにより理性を司る部分が最初に麻痺するため、感情を制御できなくなるわけです。普段から自分を厳しく抑制している人は、アルコールによりタガが外れると、この傾向がより顕著に現れるようになると考えられます」

実は、眞先さんも、学生の頃は話すことや人付き合いが苦手で、ストレスを抱きがちなタイプだったそうだ。そして眞先さんは前述した遺伝子タイプも完全に酒乱タイプに該当するという。つまり、遺伝的にも環境的にも酒乱タイプというわけだ。眞先さんはかつて、大学時代に行った高校の同窓会の翌朝、目覚めたら自分の知らない部屋で寝ていたこともあったという。眞先さんに思い切り親近感を抱いてしまったではないか。

酒に対して寛容な文化が酒乱を増やしている

眞先さんの言う通り、普段おとなしく真面目な人ほど、多重人格者なのではと思うほど、豹変してしまう飲み方をする人が多いのは、私も実感するところだ。これはお酒に弱い日本人特有のことなのだろうか？

「若い頃の僕を含め、日本人は酒乱が多いのではないかと私は考えています。前述したように、遺伝的な要因がある上に、日本特有の『無礼講』という文化が密接に結びついているのではないかと推測しています。常に抑制やストレスを強いられる日常があり、ストレス発散のツールとして酒を利用する。人前で酔っ払うことをマナー違反とする欧米に対し、**日本は酔うこと、酒に対して寛容**なんですね。そうした文化背景もまた、酒乱を増やす要因になっているのではないかと思います」

これはまさに納得。日本では酒席での行動におおらかで、「酒を飲んでいたから……」という理由で許されていることが多いように思う。今でこそ、セクハラという言葉が定着し、酒席で女性にタッチするなど許されない時代になっているが、20、30年くらい前はそうではなかった。これも広義の意味で、酒乱を容認する環境的要因といえるだろう。

飲酒中の記憶が消える「ブラックアウト」は酒乱の証？

答える人：眞先敏弘さん
帝京科学大学医療科学部

酒を飲んだ途端、性格がガラリと変わり、テンションが急上昇して、きわどい発言を連発したりする「**酒乱**」。軽い酒乱なら、場が盛り上がって笑って済まされることもあるだろうが、人によっては、目が座り、人格が変わったように傍若無人な振る舞いをするケースもある。

酒乱を生む要因としては、「遺伝子」と、その人が置かれている「環境」の2つがある。

それでは、酒乱のような飲み方になるメカニズム、そして酒乱の人にありがちな「酒を飲むとその時の記憶が消える症状」との関係について、神経内科医で『酒乱になる人、ならない人』（新潮新書）の著者である帝京科学大学 医療科学部 医学教育センター教授の眞先敏弘さんに話を聞こう。

酒を飲んだとき脳内はどうなっている？

酒乱を生む主たる要因の一つに遺伝子の違いがあり、それが血中のアルコール濃度の上がり方に影響するということだった。そして、血中アルコール濃度が一定値を超えてくると、酒乱と呼ばれる状態になる可能性が高まるという。

では、血中のアルコール濃度が上がったとき、私たちの体内（主には脳だと思われるが）では何が起こっているのだろうか。

この疑問を眞先さんにぶつけると、こんな回答が返ってきた。「酒乱は、『新しい脳』と呼ばれる**大脳新皮質**と密接に関わっています」

新しい脳？ それは一体どういったものなのだろう？

「人間の大脳皮質は、**新皮質**、**旧皮質**、**古皮質**の3つに分けられています（図1）。『新しい脳』と呼ばれる新皮質は、最も新しく進化した大脳皮質で、理性を司り、人間の高度な

図1　**脳の構造**

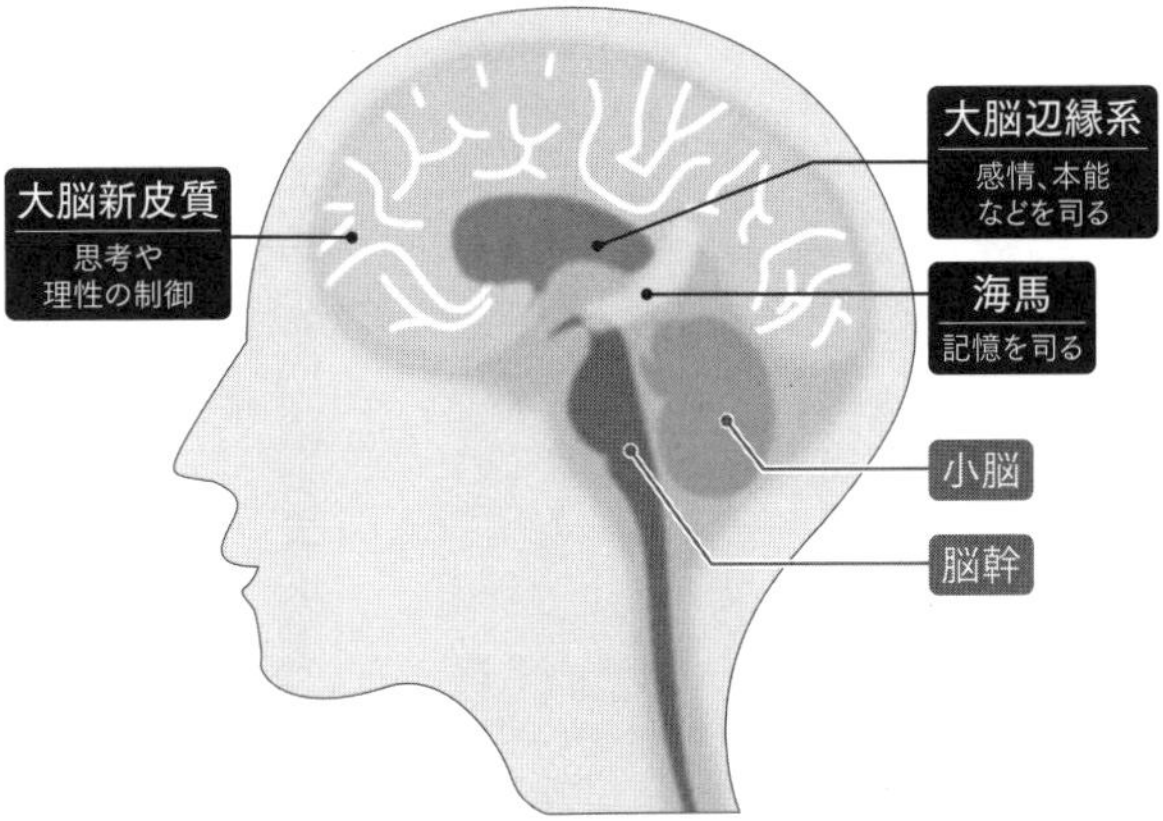

感情、欲望などを司るのは脳内の「大脳辺縁系」（旧皮質、古皮質）という部分。その感情を抑え、思考や判断といった「知性」「理性」に関することを司るのが「大脳新皮質」だ。アルコールはまず大脳新皮質を麻痺させる。

精神活動の源となっています。一方、旧皮質、古皮質は**『大脳辺縁系』**と呼ばれ、比較的古くから存在していた大脳皮質です。食欲、性欲といった原始的欲求と深いつながりがあると考えられており、大脳の深部にあります」

眞先さんによると、「酒乱とはアルコールによって脳が麻痺した状態」だという。麻痺するといっても、実は、アルコールによる脳への影響はどの部分でも同じではなく、早い段階で麻痺してしまう部分と、そうでないところがあり、その違いが酒乱を生むことにつながっているのだ。

「アルコールを飲むと、真っ先に麻

図2　血中アルコール濃度と症状、および脳への影響

アルコールの血中濃度	脳への影響	臨床症状	酒　量
0.02〜0.04%	軽い酩酊 理性を司る大脳新皮質の活動が低下し、抑えられていた大脳辺縁系の活動が活発になる	・さわやかな気分になる ・活発な態度 ・判断力が少しにぶる	・ビール中瓶（〜1本） ・日本酒（〜1合）
0.05〜0.10%		・ほろ酔い気分 ・脈拍数・呼吸数が速くなる ・話がなめらかになり、抑制がとれる	・ビール中瓶（1〜2本） ・日本酒（1〜2合）
0.11〜0.15%		・気が大きくなり、自己抑制がとれる ・大声でがなりたてる ・立てばふらつく	・ビール中瓶（3本） ・日本酒（3合）
0.16〜0.30%	強い酩酊 小脳まで麻痺が広がると、運動失調（千鳥足）状態になる	・運動障害が出現、千鳥足になる ・何度も同じことをしゃべる ・呼吸促拍、吐き気・嘔吐が起こる	・ビール中瓶（4〜6本） ・日本酒（4〜6合）
0.31〜0.40%	麻痺 海馬が麻痺すると、今やっていること、起きていることを記憶できない状態になる	・歩行困難（転倒すると起き上がれない） ・意識混濁 ・言語支離滅裂	・ビール中瓶（7〜10本） ・日本酒（7合〜1升）
0.41〜0.50%	死の危険 麻痺が脳全体に広がると、呼吸中枢（延髄）も危ない状態となり、死に至る	・昏睡状態 ・糞便失禁 ・呼吸麻痺をきたし死亡する危険大	・ビール中瓶（10本超） ・日本酒（1升超）

『酒乱になる人、ならない人』（新潮新書）とアルコール健康医学協会の「飲酒の基礎知識」を基に作成。

痺するのが理性を司る新皮質です（図2）。すると、新皮質によってコントロールされていた古い脳である大脳辺縁系のストッパーが外れ、抑制していた喜怒哀楽の感情がストレートに出てしまうのです」

なるほど、普段、私たちの脳は「新しい脳」によって、「古い脳」の暴走を抑制しているわけだが、いったんアルコールが体に入ると、いとも簡単に「新しい脳」は抑制力が落ちてしまうのだ。

これまで見てきた私の周囲の酒乱を思い出すと、女性の前で裸になったり、胸毛を燃やしたり、セクハラ大魔王になったりと、まさに「新しい脳」の機能が完全にストップし、原始的欲求が優勢な人ばかり……。

ブラックアウトは海馬の障害が原因

では、血中のアルコール濃度が上がると、どういうメカニズムで記憶が飛ぶのだろうか。

「**ブラックアウト**は、脳の中にある記憶を司る『海馬』との関わりが深いと推測されます。ブラックアウトの特徴は、本人には記憶がないのに、周囲から見ると普通に行動していると思われること。詳しいメカニズムは現在のところ分かっていませんが、一過性全健忘

（丸一日程度の記憶がなくなる疾患）と症状が類似していることから、ブラックアウトは海馬の障害が原因ではないかと推測されます。アルコールの脳内濃度が一定以上になると海馬の神経細胞がその働きを失うと考えられます。そして記憶を脳の中で形成することができなくなった状態がブラックアウトといえます。海馬は大変な状況になっているのに、脳内では空間的な認識を司る中枢部分や言語中枢は働いているため、普通に会話したり、家に帰ったりできるのです」

ブラックアウトを経験した方であれば分かると思うが、本人には全く記憶がないのに、周囲に聞くと「え、普通だったよ」と言われることが多い。

「またやっちゃった～」と笑っていられるうちはいい。しかしブラックアウトを頻繁に起こすことによるリスクがあることも知っておいてほしいと、眞先さんは注意を促す。

「アルコールを慢性的に飲むことによって、海馬における記憶形成と保存のメカニズムを阻害するということが分かってきました。こうしたことから普段、ブラックアウトを頻繁に起こしている人は、記憶力そのものが徐々に低下する可能性があると言えます。またアルコール性の認知症にも関係してくるので、注意が必要です」

血中アルコール濃度が急激に上がらない飲み方を！

これを聞くと、ますます笑ってなんかいられない。脳へのダメージを阻止するには、ブラックアウトを起こすような酒乱的な飲み方を変える。これしか改善策はない。

では、具体的にどうすればいいのだろうか。

「ブラックアウトを防ぐには、**血中のアルコール濃度が急激に上がらないような飲み方をする**ことが重要です。具体的には、飲む際には何かつまみを食べ、空腹で飲まないようにする。そして一気に飲むのではなく、ゆっくり飲む。さらに、飲酒の合間に水を飲むようにすることが大切です。酔うために飲むのではなく、ゆっくりと味わいながら飲むように心がけてください。ブラックアウトを起こした人は、自分にとって適切な酒量を経験から割り出し、それを超えないように心がけましょう。当たり前のことですが、飲み過ぎは避けてください。酒好きの人にはなかなか難しいかもしれませんが、適量（純アルコール換算で20ｇ）を守るのも大切です。また、飲むのは『自宅外』だけとしたり、仲間と飲むようにしたりするといいでしょう。周りの目があったほうが酒量をセーブしやすくなります」

遺伝子的にも酒乱の可能性が高く、酒乱になった経験も数多くあると告白してくれた眞先さんも、「今日は酒乱になったらまずい」という日は、酒量を抑え、飲み方を変えて、酒乱にならないようにしているそうだ。

酒ジャーナリストである私を含め、周囲にいる酒を生業とする〝プロ〟の多くは、まさにこうした飲み方を実践している。飲み会では、酒の隣に必ず水があるし、つまみもちゃんと食べる。また外で飲む機会が多い分、自宅ではほとんど飲まない人も少なくない。

アルコールに代わる「脳の報酬」を用意する

「アルコールにはドーパミンの放出を促進する作用があります。つまりアルコールは麻薬と同じように、人工的に快感という報酬を人間に与えてくれるのです。この快感こそが『脳の報酬』となるのです。酒乱の人は、もともとドーパミンの働きは十分にあるのに、日常のさまざまなストレスによって抑制されていることが多い。日常生活でドーパミンを放出できる報酬が少ないので、簡単にドーパミンを放出できるアルコールに手が伸び、酒乱になっていくと考えられます」

眞先さんが勧めるのは、ジョギングや山登り。「これらは、大きな達成感を得ることができます」と眞先さん。つまり、アルコール以外で「脳の報酬」を得ればいいのだ。これは私自身の体験でもよく理解できる。数年前からジョギングや自宅での筋トレを始めてから酒量が減り、ブラックアウトを起こすことがほぼなくなったのだ。

また、眞先さんは「環境を変えることも改善の一つ」だと話す。

「周りから『酒乱では？』と指摘されている人、あるいは過去にブラックアウトを起こした経験がある人は、環境を変えることも検討してみてください。特に職場でストレス漬けの日々を送っている人です。簡単なことではありませんが、場合によっては、転職まで踏み込むなどの『根本的な環境改善』を選択肢に入れることも検討してはどうでしょうか」

酒乱といわれる飲み方は、長期的な脳の記憶力低下につながるとなると放置しておくわけにはいかない。そして、酒乱がひどくなると、社会的地位を失う可能性すらあるとなればなおさらだ。

生まれつきの「遺伝子の組み合わせ」を変えることはできないが、飲み方や環境は変えることができる。「自分は酒乱の可能性がある」と思った方は、今後、後悔をしないためにも、今こそ飲み方を見直してみよう。

骨折

お酒で顔が赤くなる人は骨折リスクが2・5倍！

答える人：宮本健史さん
熊本大学生命科学研究部

誰しも寝たきりにはなりたくない。だが最近、テレビや新聞などで、「転んで、骨折して、その後、寝たきりに……」というケースをよく目にする。確かに、骨折して入院したりすると、筋肉も衰えてしまうだろうし、ガクンと身体能力が下がりそうなのは素人でも想像がつく。そのような事態は避けたいものである。

骨折を防ぐには、（もちろん転ばないのが第一だろうが）、何といっても骨が大事であろう。私もこれまで何度も転んできたが、今までは何とか骨折せずに済んできた。

だが、これから年齢を重ねると、そうも言ってはいられなくなる。そう「**骨粗鬆症《しょう》**」だ。

実際、シニアの方がちょっと転んだだけで骨がポキッと折れたというケースの主たる原因に骨粗鬆症があるという。

とはいえ、普段からカルシウムもとっているし、運動だってしている。40代、50代くらいの働き盛り世代なら、骨粗鬆症なんて自分とは無縁と思っている方が大多数なのではないだろうか？　多分に漏れず、私もそう思っていた。

だが、あるきっかけがあり骨粗鬆症のことが気になるようになってきた。それが、「お酒を飲んで顔が赤くなりやすい人は、骨粗鬆症による大腿骨骨折を起こしやすい」というニュースだ。これがマスコミで取り上げられたのは、慶應義塾大学医学部から論文が発表されたためだ。

私は今でこそ酒を飲んで赤くなることはないが、酒を飲み始めた頃は首まで真っ赤になっていた。そういえば、身内でお酒を飲んで真っ赤になる人が、骨粗鬆症が原因で、大腿骨骨折の手術をしていたっけ……。

今はまだ大丈夫、と思っていても、お酒を飲み続けるうちに、知らぬ間に骨粗鬆症が進行し、あるときポキッといってしまったら……。そして、骨粗鬆症は閉経後の女性のほうが多いというから、私もいずれ人ごとではなくなる。不安は募るばかりだ。

そこで、ニュースの基となる研究結果を発表した、現在は熊本大学生命科学研究部　整形外科学講座教授の宮本健史さんに話を聞いた。

今や、年間19万件の大腿骨近位部骨折が発生

そもそも骨粗鬆症とは、骨の新陳代謝である「**骨代謝**」のバランスが崩れることによって起こる病気のこと。骨粗鬆症になると**骨密度**が低下することで骨が弱くなり（骨がスカスカになる）、ちょっと転んだだけで骨折してしまう。また、気づかぬうちに骨折してしまう「いつの間にか骨折」を引き起こすこともあるという。

骨折はどれもイヤだが、特に怖いのが**大腿骨近位部骨折**である。大腿骨は、ご存じのように足の付け根から膝までの骨で、体を支える最も大きい骨である。大腿骨近位部骨折は、その骨が足の付け根付近で折れてしまう骨折だ（図1）。この部分が骨折すると、立つことはもちろん、歩くことすら困難になってしまう。

「骨粗鬆症による大腿骨近位部骨折の患者は増加し続けています。2014年のデータで大腿骨近位部骨折は年間19万件、1日平均で約500人になる計算です。さらに今後も増加することが予想されています」と宮本さんは現状を説明してくれた。

想像以上に多い患者数に驚いた。確かに、私の周辺の高齢者の話に限っても、大腿骨近

図1　寝たきりリスクにつながる大腿骨近位部の骨折

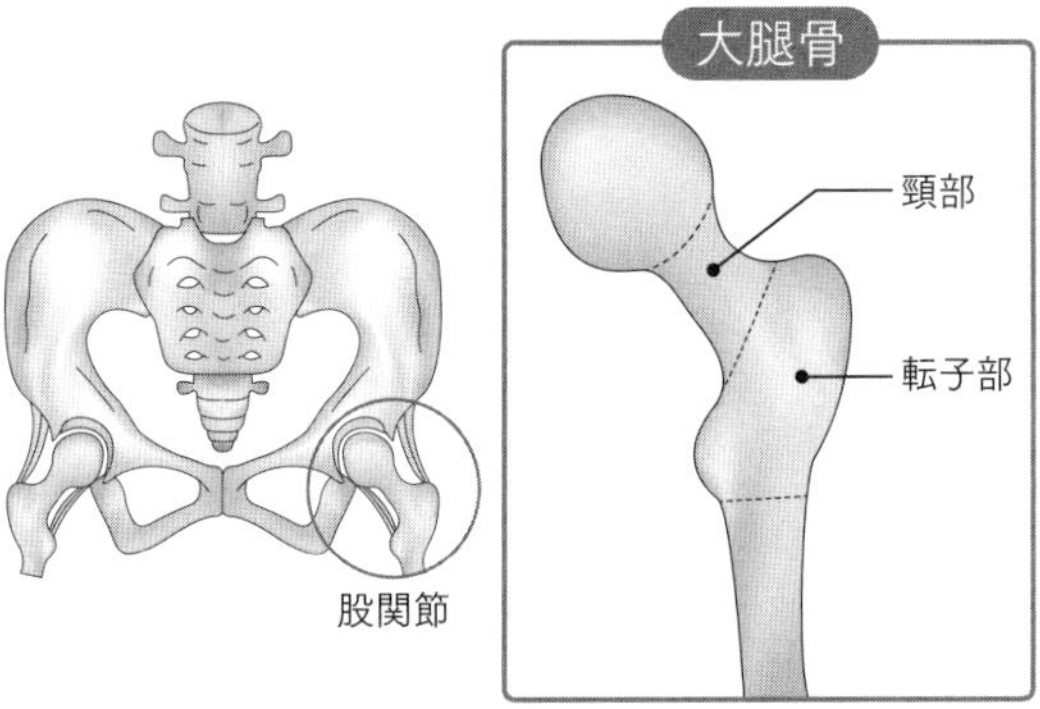

大腿骨近位部骨折は、頸部と転子部の骨折に分類される。

位部骨折は決して珍しいことではない。

では大腿骨近位部骨折を起こすと、どのような経過をたどるのだろう？

「大腿骨近位部骨折は手術が必要となり、手術後は日常生活の動作レベルが下がってしまいます。治るまでにかかる期間も長く、その間に筋力も大幅に低下してしまいます。このため寝たきりにつながりやすいのです。ご存じのように、そのまま認知症を発症するケースも多くあります。体の自由がきかないこともあり、家族の介護負担も大きく、医療費負担もかさみます」

なお、骨粗鬆症は女性に多い病気で、男性は関係ないと思っている人もいるだろう。宮本さんは、「一般的に骨粗鬆症による大腿骨近位部骨折は『女性の病気』と思われています。確かに女性のほうが多いのですが、男性にも起こります。そして、実は骨折後の死亡率は男性のほうが高いんです」と注意を促した。

骨粗鬆症の恐ろしいところは、目に見える自覚症状がないことだ。それゆえに症状がじわじわと進み、気づいたときには「知らぬ間に骨折」なんてことが起こってしまう。

飲んで顔が赤くなる人の骨折リスクは約2・5倍！

宮本さんたちが行った研究では、大腿骨近位部骨折を起こした92人を「大腿骨近位部骨折群」（骨折群）、大腿骨近位部骨折を起こさず、骨粗鬆症の診断基準も満たさない48人を「正常群」として、それぞれの群の方々の遺伝子（ゲノムＤＮＡ）を回収した（注1）。

ここで宮本さんが着目したのが、アルコール代謝の過程で生じるアセトアルデヒドの分解に関わるALDH2（アセトアルデヒド脱水素酵素）の活性だ。「骨折群」と「正常群」を対象に、ALDH2の活性が高い遺伝型の人と、活性が低い遺伝型の人（ｒｓ６７１遺伝子を保有する人）の比率を比較した（注2）。活性が低い人は、お酒を飲むと顔が赤くなる人、いわゆるフラッシャーと呼ばれる人がほとんどだ。

その結果、「『骨折群』では、『正常群』に比べてALDH2の活件が低い遺伝型の人の比率が高いことが明らかになったのです。このことから、お酒を飲んで赤くなる人は、骨折のリスクが高くなることが示唆されたのです」

では、リスクが高くなる度合いはどのくらいなのだろうか。

「研究の結果、ALDH2の活性が低い遺伝型の人は、正常群に比べ、骨粗鬆症による骨折のリスクが2・48倍になるということが分かりました」

何と！ 約2・5倍も高いとは。フラッシャーの人は、骨折に人一倍注意しなければならないということか。

なお、アルコールの分解能力が高い遺伝子を持つ人は、日本人では約5割で、この人たちはお酒を飲んでも顔は赤くならない。残りの5割のうち、4割は、全く飲めなくはないが、基本的には酒に弱いタイプ。普段からアルコールに親しんでいない場合、顔も赤くなりやすい。最後の1割は全く飲めないタイプで、ほとんどの場合フラッシャーだ。私はおそらく、このうち「4割」に該当するタイプで、かつては飲むと赤くなったが、長年飲み続けているうちに赤くなりにくくなった。とはいえ、フラッシャーにあたるだろう。

リスクを上げる要因は血中のアセトアルデヒド

それでは、お酒を飲んで赤くなる人は、どのようなメカニズムで骨粗鬆症による大腿骨近位部骨折のリスクが高くなるのだろうか。

お酒を飲んで顔が赤くなる人は、ALDH2の活性が低いため、アセトアルデヒドが分解されにくく、アセトアルデヒドの血中濃度が上昇しやすい。そして、アセトアルデヒドは毒性があり、体にさまざまな害を及ぼすことが知られている。

宮本さんは、現時点では、飲酒が骨にどう作用するかについての詳しいメカニズムはまだ分かっていないと前置きしつつも、このように説明してくれた。

「骨粗鬆症のリスクを上げる要因はやはりアセトアルデヒドと考えられます。顔が赤くなる人はアセトアルデヒドの分解能力が低いため、アセトアルデヒドが蓄積され、その毒性にさらされやすいのです。アセトアルデヒドがあると体内に活性酸素が生じます。酸化ストレスが高まり、骨芽細胞の機能不全に影響すると考えられます。骨の生成過程では、骨を壊す『**破骨細胞**』と、壊れた部分を修復する『**骨芽細胞**』の2つが働き、新陳代謝を行いながら骨を作ります。しかし骨芽細胞が機能不全を起こすと、骨の新陳代謝のリズムが崩れ、骨密度が低下、骨粗鬆症につながると考えられるわけです」

飲まなくても、顔が赤くなる人の骨折リスクは高い

お酒を飲めば、体内でアセトアルデヒドが発生するのは避けられない。だが、お酒に弱くて飲めない人は、そもそも飲もうと思わないかもしれない。飲まなければ骨折リスクは上がらないのだろうか。

「今回の研究の対象者は、基本的にお酒をほとんど飲んでいない方々です。つまりアルコール耐性が弱い遺伝子を保有している方は、お酒を飲む、飲まないにかかわらず、骨折のリスクが高いのです」

何と！「私はお酒を飲んで顔が赤くなるけど、飲まないから関係ない」ということではないのだ。

「アセトアルデヒドというと、すぐにお酒を思い浮かべますが、**野菜や果物といった植物性の食べ物も微量のアセトアルデヒドを含んでいます。**食べ物から微量のアセトアルデヒドを長年にわたって摂取し続けることもまた、骨粗鬆症を引き起こす原因の一つとなっている可能性があるのです。また、私たちは別の研究で、ALDH2 機能不全のマウスを人為的に作って観察し続けたところ、全くお酒を飲ませなくとも骨密度が下がるという結果が得られています」

そんな殺生な！　微量とはいえ、酒以外に野菜や果物にアセトアルデヒドが含まれているなんて今まで知らなかった（注3）。

お酒を飲めば当然リスクは上がる！

お酒を飲まなくてもアセトアルデヒドの影響を受けるなら、お酒を飲んで、よりアセトアルデヒドの影響を受けると、骨粗鬆症のリスクはさらに上がるのではないか？

「その通りです。お酒を飲めば、体内でアセトアルデヒドが発生するわけですから、その影響は当然受けますし、そちらの影響のほうがはるかに大きいと考えられます。ALDH2の活性が低い人がお酒を常飲するようになると、骨粗鬆症による大腿骨近位部骨折のリスクがさらにアップするということになります」

やはりそうだったか。何と恐ろしい……。

「昔はお酒を飲んですぐ顔が赤くなっていたけど、飲み続けているうちに赤くならなくなったという人は、さらに注意が必要です。元来はアルコール耐性が弱いわけですから。また酒豪の人（ALDH2の活性が高いタイプ）でも、飲み過ぎれば骨折のリスクが高くなります」

となると、日常的に酒をたくさん飲む人は、骨粗鬆症のリスクは避けられないということになる。宮本さんによると、そもそも「過度な飲酒が骨粗鬆症のリスクを高める」というのは、以前から医師の間では共通認識となっているのだそうだ。

宮本さんによると、大腿骨近位部骨折は家族歴がある、つまり遺伝性があることが知られており、今回の研究結果はその要因の一つと考えられるという。「お酒を飲むと赤くなることは、本人あるいは家族などが骨折リスクに気付くための指標の一つになります。該当する人は家庭でできる骨折対策に取り組んでいただきたい」と話す。

注1　「正常群」のうち、骨粗鬆症の治療中、治療経験がある人、糖尿病など骨粗鬆症の原因となる病気にかかった人は除外した。

注2　お酒を飲んで顔が赤くなりやすい体質の遺伝子多型がｒｓ671。ALDH2の活性が低い遺伝子（ALDH2*2）を一つ、または2つ持つ人が該当する。

注3　なお、野菜や果物には食物繊維や各種ビタミンなどの栄養成分を多く含み、適量摂取は生活習慣病予防などの健康効果も期待できる。避けるべきものではなく、適量摂取を心がけていただきたい。

骨折

飲酒による骨への悪影響をビタミンEが防ぐ！

答える人：宮本健史さん
熊本大学生命科学研究部

「寝たきり」につながるリスク要因として、近年大きな問題となっている「骨折」。そしてシニアの骨折と深く関わっているのが「**骨粗鬆症**」だ。熊本大学生命科学研究部の宮本健史さんらの研究により、ALDH2（アセトアルデヒド脱水素酵素）の活性が低い人、いわゆるお酒を飲むと顔が赤くなる人（全くお酒が飲めない下戸の人も含む）は、骨粗鬆症による大腿骨近位部骨折のリスクが高くなることが明らかになっている。お酒に強い人に比べて、骨折リスクは約2・5倍にもなるというから恐ろしい。

この研究は普段ほとんどあるいは全くお酒を飲まない人を対象にしたもので、お酒で顔が赤くなる人は、お酒を飲まなくてもリスクが高いのだという。さらに、お酒を飲めばそのリスクはさらに上がる。また、お酒に強く、顔が赤くならない人でも、大量飲酒の習慣がある人はやはりリスクが高まるという。これはショックだ……。

骨粗鬆症のリスクが高まるとはいえ、お酒は飲みたいという人にとって、何かリスクを下げる手立てはないのだろうか？

お酒を飲めば影響は避けられず！ 適量飲酒を心がけよう

最初に確認しておきたいのは、骨粗鬆症のリスクを下げるには、やはりアルコールの総量を減らすのはマストなんだろうか（涙）。

「はい。リスクを上げる元凶はアセトアルデヒドにあります。野菜などの摂取による微量摂取でも影響があるわけですから、お酒を飲めばアセトアルデヒドがより多く生じ、その影響を受けることになります。当然、酒量を抑えたほうがリスクを下げることができます。まずは、適量飲酒（純アルコール換算で1日20g）に抑えることです」

純アルコール換算で20gとは、日本酒なら1合、ビールなら中瓶1本、ワインならグラス2～3杯だ。実際のところ、飲める人（顔が赤くならない人）なら、飲み始めるとなかなか1合で終わりというわけにはいかないことが多いが、そんなときも「3合未満に収めていただきたい」と宮本さん。もちろん、顔が赤くなる人なら、よりお酒を抑えたほうがいいのは言うまでもない。

また、アルコールには利尿作用があることも広く知られている。これも悪い影響があるという。尿と一緒にカルシウムを体外へ排出してしまうのだ。そういった面からも、酒量は抑えたほうがよさそうだ。宮本さんによると、コーヒー、紅茶など利尿作用のある飲み物も同じだという。

ビタミンEの抗酸化作用が骨芽細胞の機能不全に効く!

ほかに骨粗鬆症リスクを下げるためにできることはないのだろうか。

「実は、同じ論文(注1)で、対策についても載せています。それは**ビタミンE**です。私たちの研究の中で、アセトアルデヒドにより機能不全を起こした骨芽細胞にビタミンEを添加することで、骨芽細胞の機能不全を回避できることが試験管内の培養により示されました。この写真の色がついているところは骨芽細胞がカルシウムを沈着させていることを示します(図1)。アセトアルデヒドを添加すると減ってしまいますが、ここにビタミンE

図１　骨芽細胞の機能障害はビタミンＥにより回避できる

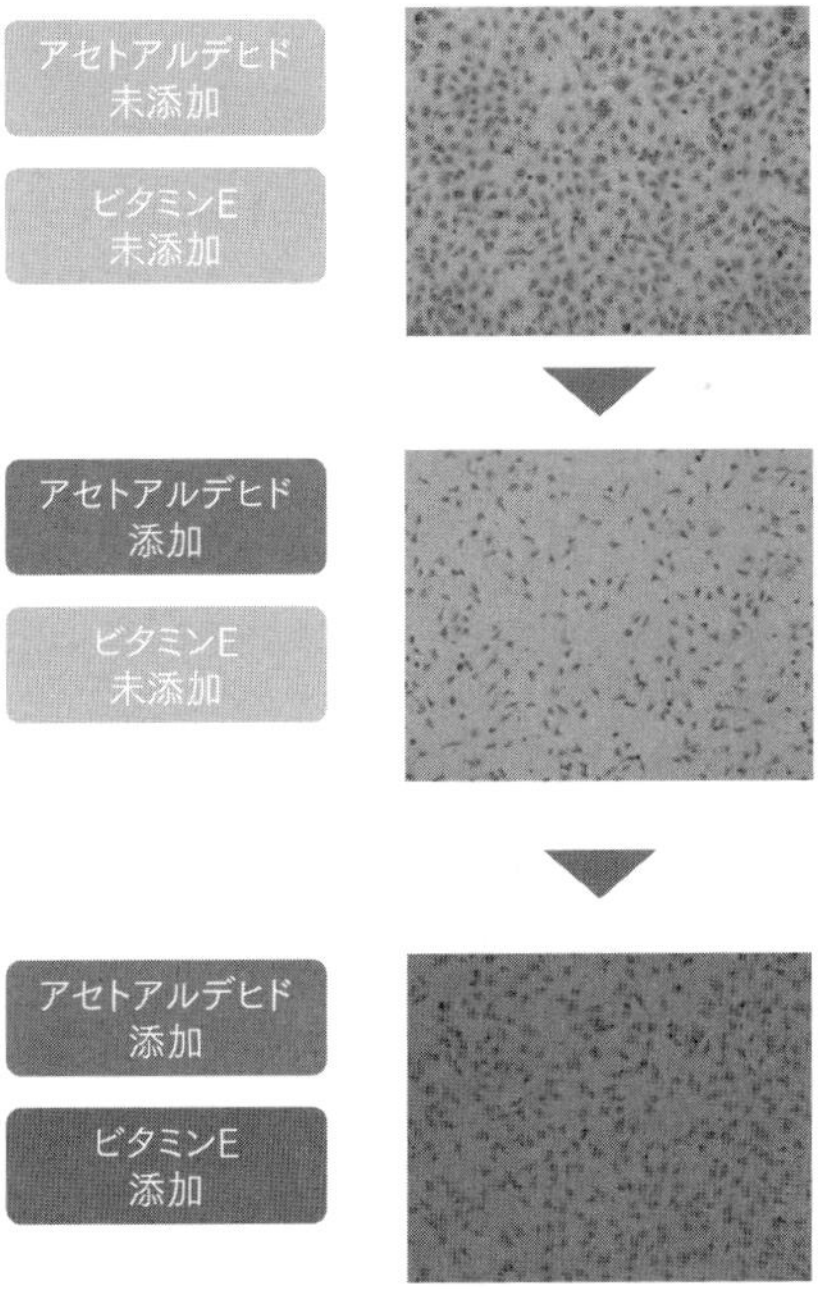

写真中の色がついているところは、骨芽細胞がカルシウムを沈着させていることを示す。アセトアルデヒドを添加するとこれが減るが、さらにビタミンE（Trolox C）を添加すると再び増えることが確認された。（写真提供：慶應義塾大学医学部）

を添加すると再び戻ってきます。つまり、骨芽細胞の機能不全がビタミンEによって回避されたわけです。これは、試験管培養での結果ではありますが、実際の人間の体内においても効果が期待できると考えられます」

一筋の光が見えてきた（嬉）。しかし、なぜビタミンEが骨粗鬆症にいいのだろうか？

「体内にアセトアルデヒドがあると、活性酸素（酸化ストレス）が蓄積することが分かっており、これが骨芽細胞に影響すると考えられます。一方、ビタミンEには、強い抗酸化作用があります。この抗酸化効果によって、酸化ストレスから生じた骨芽細胞の機能不全に効果を示したと考えられます」

活性酸素は体の組織や細胞を傷つけ、老化やさまざまな疾患との関連も指摘されている。その活性酸素を消去し、体を守ってくれるのが抗酸化物質だ。

そしてビタミンEは「若返りのビタミン」などと言われることもある脂溶性のビタミン。ビタミンEを多く含む食品には、アーモンド、松の実、ひまわりの種をはじめとするナッツ類、ツナ、ニジマス、うなぎなどの魚がある。このほか、植物油や野菜にも含まれている。

宮本さんは、ビタミンEを含む食材を意識的にとってほしいと話す。ビタミンEは多くの食材に含まれているので、日常の食事でカバーするのは難しくなさそうだ。なお、「サプリでもかまわない」とのことだが、サプリはあくまで食事で足りない分を補うものとして考えたほうがいいという。

骨の約5割はたんぱく質！　たんぱく質もきちんととる

このほか、骨の健康維持のためにとっておきたいものというと、何と言っても骨の材料となる**カルシウム**だろう。体内で作ることができないため必須だ。牛乳やチーズなどの乳製品、干しエビや小魚、納豆や豆腐などの大豆製品を積極的にとりたい。私も骨折が怖いのでこれらを積極的にとるようにしている。

腸管からのカルシウムの吸収を高め、骨の形成を促進する働きがある**ビタミンD**も欠かせない。大腿骨骨折を起こした人はビタミンDが不足していた人が多いという報告も出ていると宮本さんは話す。

ビタミンDは日光を浴びることで体内で生成されることも知られている。「ビタミンDが不足している人は、日焼けを避けたり、日焼け止めを使ったり、そもそも外に出ないという人も少なくない」と宮本さん。恥ずかしながら、私は、シミ予防のため、日差しを避けてばかりの生活をしていたが、骨のためにも少しは日光浴しなくては。そして、食事からもビタミンDの摂取を心がけたい。ビタミンDを多く含む食品はサケ、サンマ、イサキなどの魚のほか、干しシイタケやキクラゲなどが挙げられる。

また、カルシウムの骨への沈着を助け、骨を丈夫にする働きがある**ビタミンK**も意識的にとりたい。ビタミンKは納豆やほうれん草や小松菜などに豊富に含まれている。

「こうしたビタミン、ミネラルに加えて、きちんととりたいのが**たんぱく質**です。意外と知られていませんが、重量ベースで言うと骨の約半分がたんぱく質。魚はもちろん肉も食べるように心がけましょう」

確かに自分の周囲を見ても、朝から肉を食べるような「肉食高齢者」はパワフルで、足腰もしっかりしている人が多い。「カルシウムさえとっていれば大丈夫」ということではないのだ。

宮本さんはこのほか、糖質のとり過ぎにも注意してほしいと話す。「過度な糖質の摂取も要注意です。糖質のとり過ぎは『カラダのコゲ』と呼ばれる**糖化**を引き起こします。糖化によって作られる**AGEs**（糖化最終生成物）は、骨をもろくして柔軟性を失わせ、骨折のリスクを高めます」

うーむ、やはり糖質のとり過ぎはいいことがないようだ。酒量を減らし、たんぱく質やビタミン、ミネラルをバランスよく摂取する、そして糖質をほどほどに。ごく当たり前のことだが、やはりこれに勝るものはない。

生活面ではこのほか、適度な運動も実践してほしいと宮本さんは話す。

「適度な運動も骨の健康維持に欠かせません。一つ前のバス停で降りて歩く、エレベーターより階段を使うなど、日常生活で継続して行える運動を実践してください。日の高いうちに運動を行えば日光浴もできて一石二鳥です」

意識さえすれば、この程度の運動であれば無理なく行うことができそうだ。また、運動により足腰の筋肉を維持できれば、転倒リスクを下げることにもつながる。

「骨粗鬆症は病気」という認識を！

これらの健康習慣を心がけると同時に、宮本さんは「『骨粗鬆症は病気』という認識を持ってほしい」と話す。

「骨粗鬆症というと、多くの方が加齢によって起こる白髪やシワと同じ程度に考えていますが、それは大きな間違いです。ここでお話しした食事や運動は、骨の健康を維持するために実践していただきたい対策ではありますが、骨密度が下がって骨粗鬆症と診断された人が、これらの対策だけで骨密度が増えるわけではありません。骨粗鬆症と診断されたら病気なので治療が必要なのです」

自分の今の状態を把握するため、宮本さんは、定期的に整形外科など病院で骨密度の測定をすることを強く勧める。これにより、正確な骨密度を知ることができる。「特に家族の中に大腿骨近位部骨折の経験がある人は意識して検査を受けていただきたい」と宮本さん。

「遺伝的要素は大腿骨近位部骨折の大きな要因の一つです。顔や体型は骨格からなるもの。親子なら似た骨格になります。家族で大腿骨近位部骨折を起こした方がいる場合はより注意が必要です」と話してくれた。このほか、「骨粗鬆症のリスクが高い、閉経後の女性、前立腺がん治療中の方、高齢の男性なども注意していただきたい」という。

大腿骨近位部骨折は、男女ともに年齢を重ねるほどリスクが高くなる。お酒を飲んで顔が赤くなる人、下戸の人はもちろんのこと、酒豪であっても、適量を守り、バランスのよい食生活を実践してほしい。

注1　宮本さんたちは、「お酒で赤くなる人は骨粗鬆症による大腿骨骨折を起こしやすい」ことを報告する論文を２０１７年３月に発表している（Sci Rep. 2017 Mar 27;7(1):428. doi: 10.1038/s41598-017-00503-2.）。

第3章

最新研究で見えてきた「がん」「糖化」リスク

がん

喫煙と飲み過ぎが重なるとがんのリスクが2倍以上に！

答える人：井上真奈美さん
国立がん研究センター

昔と比べてだいぶ少なくなったものの、酒好きには喫煙者が案外多い。現に新橋あたりの渋い居酒屋に行くと、タバコの煙で視界が曇るほどである。私の周囲では少なくなりつつあるが、酒飲みの喫煙者はまだまだ多い。

私的なことだが、実父は喫煙が主な原因のＣＯＰＤ（慢性閉塞性肺疾患）で他界していることもあって、個人的にはタバコの煙がもくもくの中での飲酒は避けている。タバコはアルコール同様、嗜好品なので、個々が楽しむ分には問題ないと思っている。しかし以前から問題視されている受動喫煙の被害を考えると、クリーンな空気の中で心おきなく酒をおいしく飲みたいと思う。

タバコが体に悪影響をもたらし、がんをはじめとしたさまざまな病気の原因になることは、論を待たないところだと思う。では、タバコと飲酒の2つが重なるとどうなるのだろうか。

国立がん研究センターで、がんや慢性疾患の疫学研究や大規模コホート研究を手がけてきた、社会と健康研究センター 予防研究部部長の井上真奈美さんに話を聞いた。

タバコは百害あって一利なし

まずは、タバコのがんへの影響を改めて井上さんに確認してみた。

「タバコにはニトロソアミン、ヒ素、カドミウムといった発がん物質が約70種類含まれています。このため、肺がん、咽頭・喉頭がん、胃がん、食道がんなど、さまざまな部位のがんの発生リスクを確実に高めます」

国立がん研究センターでは、日本人のがんと生活習慣との因果関係の評価を行っている。国内外の最新の研究結果を基に、全体および個々の部位のがんについてリスク評価を「がんのリスク・予防要因　評価一覧」としてホームページで公開している。最も信頼性が高い評価から順に「確実」→「ほぼ確実」→「可能性あり」→「データ不十分」となってい

図1　がんの種類とリスク

	全部位	肺	肝臓	胃	大腸	結腸	直腸	乳房	食道	膵臓
喫煙	確実	確実	確実	確実	可能性あり	–	可能性あり	可能性あり	確実	確実
受動喫煙	–	確実	–	–	–			可能性あり	–	–
飲酒	確実	–	確実	–	–			–	確実	–
肥満	可能性あり	–	ほぼ確実	–	ほぼ確実			[閉経前]可能性あり [閉経後]確実	–	–

国立がん研究センターの「科学的根拠に基づく発がん性・がん予防効果の評価とがん予防ガイドライン提言に関する研究」の「エビデンスの評価」の一部。喫煙や飲酒は、さまざまながんに影響を与える。（「-」はデータ不十分）

る（図1）。

「タバコとがんの罹患については、全がん、肺がん、肝がん、胃がん、食道がん、膵臓がん、子宮頸がん、頭頸部がん、膀胱がんの発生リスクが、最も高い『**確実**』と評価されています。ほかの部位のがんについても、乳がんや大腸がんが『**可能性あり**』となっており、リスクがあると考えられます。そう、タバコは百害あって一利なしなのです」

　ある程度予測できたこととはいえ、ここまでハッキリ断言されると、改めてその怖さがよく分かる。

「世界的には、今は、タバコにはどういった健康への害があるかを研究する段階を脱し、『どうやってタバコのない環境を実現するか？』という『対策』のフェーズにあるといえます。言い換えれば、それほどタバコによる健康被害は甚大で、確実に体に影響があるということです」

喫煙リスクをはっきり示されると、周囲の愛煙家に禁煙を勧めたくなる。では、ここに飲酒によるリスクが加わると、どうなるのだろうか。

タバコと酒、ダブルでがんのリスクが2倍以上に！

国立がん研究センターでは、「コホート研究」という手法で、がんなどの病気と生活習慣との関連を1990年から長期にわたって研究している。対象者にアンケート用紙を配布し、健康診断に参加する人からは可能なら血液試料や健診データも提供してもらい、5年後、10年後……というように追跡していくわけだ。井上さんたちは、40～59歳の男女約7万3000人を対象に2001年まで追跡した調査結果を基に、飲酒とがんの発生率について調査した結果を2005年に発表している（注1）。

「コホート研究の結果から、飲酒量が多くなると、将来がんになりやすいことが明らかになっています。飲酒量が1日2～3合の男性は、時々飲む人に比べて、がん発生率が1・4倍に、1日3合以上の人は1・6倍になっています。そして、ここに喫煙が加わると、がんに罹患するリスクがさらに高まるのです」

図2　喫煙習慣別に見た、飲酒とがんの発生率（男性）

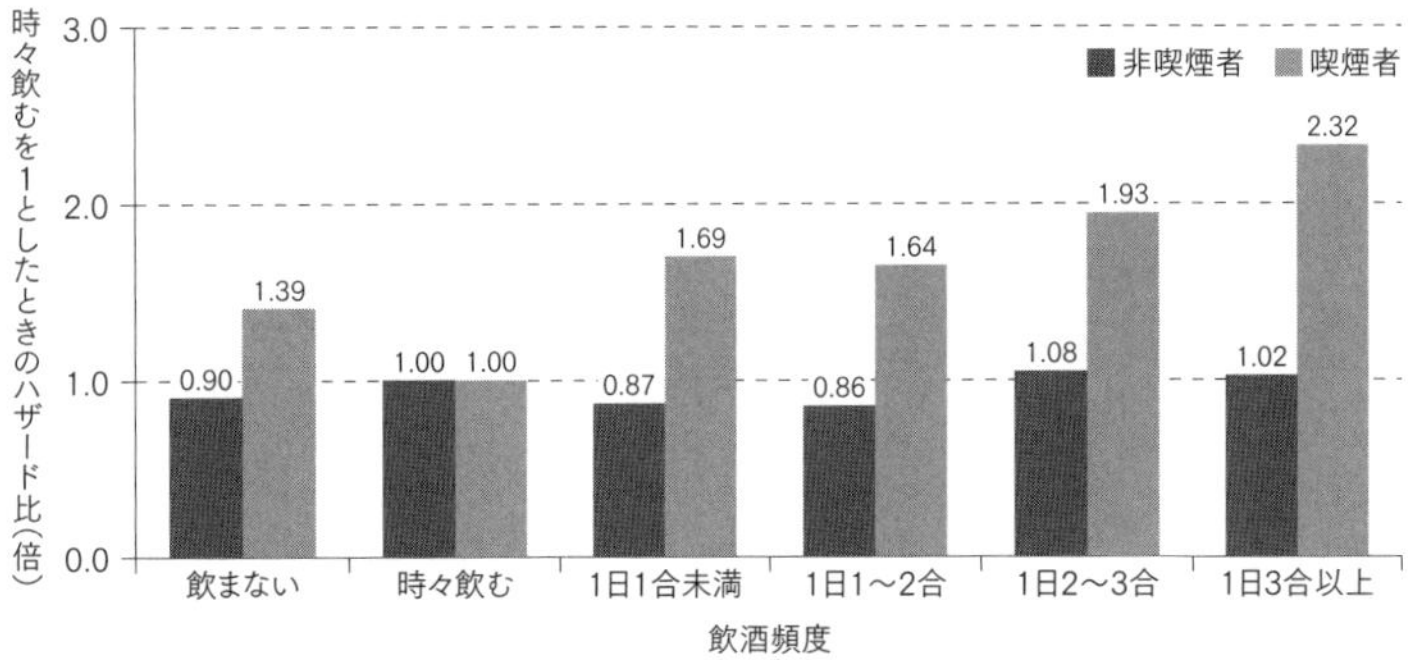

タバコを吸う人は、飲酒量が増えれば増えるほど、がんの発生率が高くなった。1日3合以上飲むグループでは、がん全体の発生率が約2.3倍も高い。（Br J Cancer. 2005;92(1):182-7.）

「ああ、やっぱり……」という声が聞こえてきそう。予想通り、喫煙と飲酒のセットは最悪のリスクなのだ。それはデータにも明確に表れている（図2）。

「喫煙習慣別に飲酒とがんの発生率のデータを見てみると、非喫煙者と喫煙者とでは大きな差があります。『時々飲む』人を1としたときの相対リスクは、適量といわれる『1日1合未満』では非喫煙者が0・87であるのに対し、喫煙者は1・69と、この段階でも倍近い差が出ています。1日3合以上の多量飲酒の場合、非喫煙者は1・02に対し、喫煙者では2・32と倍以上のリスクがあります。非喫煙者は、飲酒量が増えてもがんの発生率はそう高くならないのに対し、喫煙がプラスされると確実に高くなっていきます。つまり飲酒によるがんのリスクは、喫煙によって助長されるのです」

バブル時代のトレンディードラマ（既に死語？）では、主人公が酒を飲みながらタバコをふかすシーンが当たり前だったが、それはもはや過去のこと。飲酒と喫煙のセットは超危険なのだ。

セットにすると、なぜリスクが上がるのか？

では、喫煙と飲酒をセットにした際、がんの発生率が上がる原因は何なのだろうか？

「詳しいメカニズムは分かっていませんが、現時点で示唆されているのが、アルコールの慢性摂取によって酵素誘導（注2）される薬物代謝酵素ＣＹＰ（チトクロームＰ４５０）の影響です。アルコールを飲むと、特にＣＹＰ２Ｅ１の酵素誘導が進みます。ＣＹＰは、ニトロソアミンをはじめとする、タバコ中のがん原物質を活性化する作用があると考えられています」

また、アルコールが体内で代謝される際に生じるアセトアルデヒドにも発がん性があることが知られている。酒を飲んで顔が赤くなる、いわゆる酒に弱い人は、アセトアルデヒドの分解能力が弱いため、これが体内に残りやすい。つまり、発がん性のあるアセトアルデヒドにさらされる時間が長くなるわけだ。井上さんは、「このように**酒を飲んで赤くなる人は、喫煙とセットにするとがんになる危険性がさらに上がる**可能性があります」と話す。

日本人は、黒人や白人に比べて、顔が赤くなる人（アセトアルデヒドの分解能力が低い人）の割合が多いので、より気をつけたほうがよさそうだ。しかし、こうなると、もうタバコをやめる以外に対策はないということだろうか……？

「そうですね、やはりタバコをやめる以外に選択肢はありません。先ほどのデータからも明らかなように、アルコールとタバコのセットは厳禁。酒とタバコのどちらをやめたほうがいいかと言われれば、間違いなくタバコです」

読者の中にも、酒とタバコを両方とも愛してやまない人は少なからずいると思う。もし、酒を飲み続けたいなら、やはりタバコはやめたほうがよさそうだ。

受動喫煙による肺がんの発生リスクも「確実」に

ここで受動喫煙についても触れておきたい。日本の居酒屋や喫茶店では、いまだ喫煙可の店が目立つ。国民健康・栄養調査（２０１３年）によると、受動喫煙が月に１回以上ある人の割合は家庭で16・4%、飲食店で46・8%、職場で33・1%と、ダントツで飲食店での受動喫煙率が高い。私のように非喫煙者であっても、タバコの煙もくもくの居酒屋で飲んでいたら、どんなリスクがあるのだろうか?

「受動喫煙による肺がんの発生リスクも2016年8月に『ほぼ確実』から『確実』へと格上げされました。ほかのがんの発生リスクについてはデータがまだ不十分ではありますが、副流煙のほうが主流煙より有害物質が多いので、安心とは言い切れません。**配偶者が喫煙者だと、家族に喫煙者がいない人の1・3倍も肺がんの発生率が上がる**という報告もあります」

飲酒は「適量(1日1合)を守ろう」という救いの言葉があるが、喫煙の場合、残念ながら卒煙または禁煙以外、手立てがない。現在、日本において男性のがんの30~40%、女性のがんの3~5%がタバコが原因のがんともいわれている。酒を長~く、おいしく飲むためにも、タバコとの付き合い方をちょっと考えてみてはいかがだろうか?

注1　Br J Cancer. 2005;92(1):182-7.
注2　酵素の合成が誘導され、酵素量が増加すること。

がん

強いお酒ほど食道がんのリスクが上がる?

答える人:井上晴洋さん
昭和大学江東豊洲病院

アルコール度数の高いウイスキーやウオッカをストレートで飲むと、チリチリっと焼けるような刺激がある。その刺激が「飲んでるな～」という感じがして、たまらなかったりする。実際、私の周囲の酒飲みにも「ウイスキーはストレートじゃなきゃ」という人が多い。

この飲み方、私ももちろん好きなのだが、**食道がん**で若くして亡くなった二人の知人を思い出す。お二人とも、ほぼアルコール依存症といってもいい飲み方で、夕方早くからウイスキーをストレートで飲み、ご家族によると「日にボトル一本空けていた」という。どちらも50代半ばで食道がんとなり、あっという間に他界されてしまった。

世界的指揮者の小澤征爾さんや、サザンオールスターズの桑田佳祐さんをはじめ、食道がんになった人がニュースなどで報じられている。俳優の岡田眞澄さんなど、食道がんで亡くなった著名人も少なくない。

食道がんは胃がんや肺がんなどに比べると数は多くないというが、著名人が罹患していることをニュースなどで聞くと、自分は大丈夫だろうかと不安に思う。また、食道がんは手術が難しいという話も耳にする。

そこで、消化器内視鏡診断・治療のプロフェッショナルで、食道がんに詳しい昭和大学江東豊洲病院消化器センター長・教授の井上晴洋さんに話を聞いた。

食道がんの最大の原因は「飲酒」だった

井上さんは、「飲酒をする方の食道がんの罹患リスクは圧倒的に多いですね。日本人が食道がんになる最大の原因はアルコールです」と力を込めて言い切った（涙）。

「私は、食道がんで来院されてきた方に、ライフスタイルや食生活、そして飲酒習慣について事細かに話を聞きます。長年、多くの食道がんの患者を診ていますが、共通するのはやはり『飲酒の習慣がある』ということ。私の経験上、食道がんに罹患した方のおおむね95%くらいは飲酒の習慣がある方、残り5%は熱い物を好む人、という傾向があります」

実際、井上さんによると、食道がんの患者は7〜8割が男性なのだという。「これは仕事の付き合いでお酒を飲む機会が多いことが影響していると考えられます」

国立がん研究センターでは、日本人を対象とした、がんと生活習慣との関係を評価している。最新の研究結果を基に、がんのリスク評価を、部位別にホームページで公開している。126ページの図にあるように、食道がんでは、飲酒のリスクは喫煙と並んで「確実」となっている。また「熱い飲食物」は「ほぼ確実」だ。

「食道がんを誘引する原因は『**粘膜のやけど**』です。お酒の場合はエタノール（アルコール）によって、粘膜の炎症、つまり化学的なやけどが起こっているのです。ウイスキーやウオッカなど高濃度のアルコールをストレートで飲んだ際、喉がチリチリっと焼けるような感じがする。それこそが粘膜の炎症なのです。もちろん、一回程度の急性の炎症なら、きちんとリカバリーされ、がんになることはまずありません。しかし、こういった炎症を日々繰り返し、慢性的な炎症になると、細胞組織が再生する過程で遺伝子のコピーミスが起きやすくなり、遺伝子が傷つく機会が増え、がんにつながるのです」

あの「チリチリ」が粘膜のやけどだったとは。「喉が焼ける〜」なんて喜んでいる場合ではない。本当に焼けているのだから……。

「一方、熱い食べ物・飲み物は、高温による粘膜のやけどです。食道が高い頻度で熱い飲み物などにさらされると、慢性的な炎症状態になります。やはりこれががんにつながるのです。湯気が立っているような味噌汁やお茶じゃないと飲んだ気がしないという方は注意が必要です」

井上さんによると、胃の粘膜に比べ、食道の粘膜を覆う「扁平上皮《へんぺいじょうひ》」は非常に薄く、エタノールや温度によるやけどを繰り返すことで、扁平上皮のがんを引き起こす要因になるという。

毎日2合以上飲む人は4・6倍もリスクが高くなる

アルコール度数が高いお酒で、食道にやけどが起こり、それが続くと食道がんのリスクが高まることはよく分かった。では、ビールやワインといった食中酒として選ばれる低〜中程度のアルコール度数のお酒をチョイスすればいいのだろうか。

「ビールやワインなどアルコール度数がそこそこのお酒でも、飲み過ぎたらリスクは高くなります。トータルの酒量も問題となるのです。あるビール好きの患者さんに量を聞いてみたら、『1日に10缶くらいですかねえ』という返事がきたこともありました。いくらアルコール度数が低いビールでも大量摂取すれば同じことです」

国内のコホート研究でも、毎日日本酒換算で2合以上の飲酒習慣がある人は、飲まない人に比べ、食道がんの罹患率リスクが4・6倍高まるという報告も出ている（図1）。アルコール度数が低いからといって、安心はできないのだ。

顔が赤くなる人は要注意！アセトアルデヒドの影響が…

井上さんによると、アルコールによる食道がんリスクについて最も注意しなくてはならない人がいるという。それが「フラッシャー」、つまり飲むと顔が赤くなるタイプの人である。

「実のところ、食道がんは、**お酒をたくさん飲む人より、フラッシャーの人が発症しやすい傾向があるのです**」

お酒に強いかどうか（アルコールの耐性）に関わるのがアセトアルデヒド脱水素酵素（ALDH2）の活性だ。この活性が弱い人は、強い毒性を持つアセトアルデヒドがなかなか

図1　**飲酒と食道がんリスクの関係**

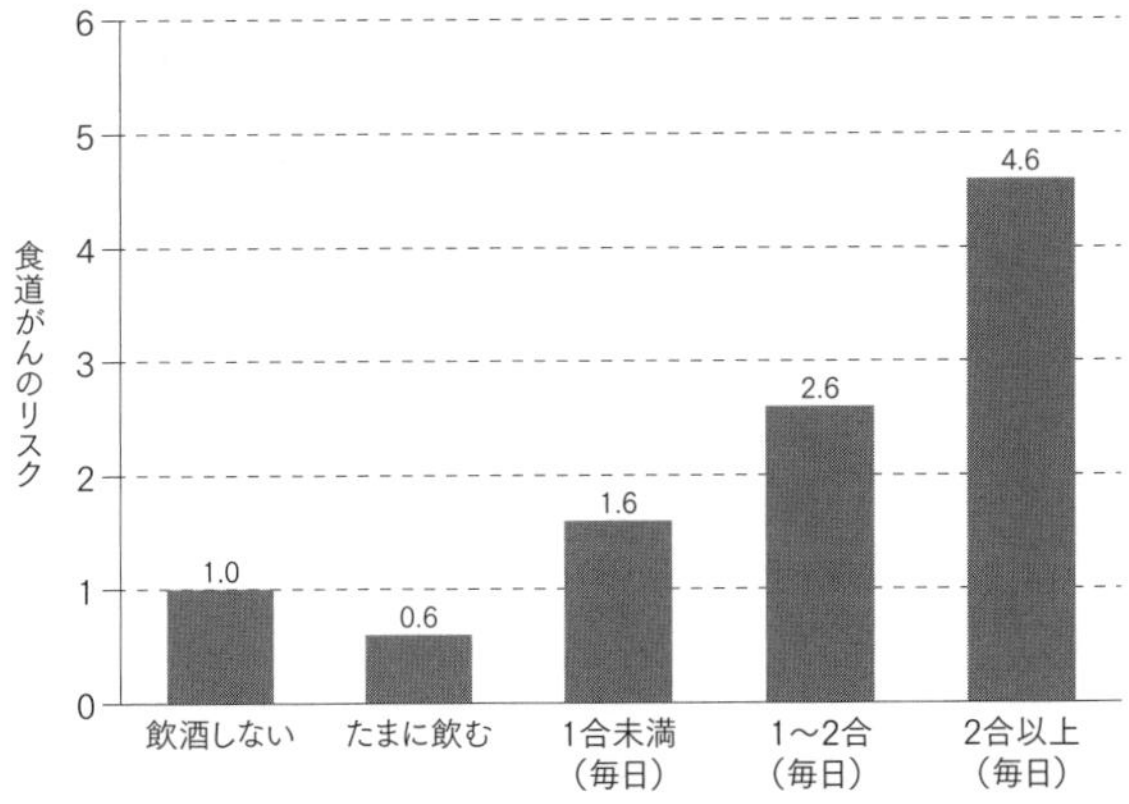

国内の多目的コホート研究における飲酒と食道がんリスクの関係。40〜69歳男性約4万5000人を対象に追跡調査したもの。飲酒しないを1とした相対リスク。酒量は1日当たりの日本酒換算量。（Cancer Letters. 2009;275:240-246.）

分解されずに体内に長く残る。このアセトアルデヒドは発がん性物質で、体内に長く残ると、がんにつながる。

顔が赤くなるフラッシャーの人とは、両親から活性が高い遺伝子と、活性が低い遺伝子をそれぞれ引き継いだタイプで、全く飲めなくはないが、酒は基本的にあまり強くない。

井上さんによると、一番危険なのは、「以前はすぐに顔が赤くなってあまり飲めなかったのに、長年の付き合いなどで酒が鍛えられ、飲めるようになった人」だという。

「長年の飲酒による酵素誘導で、アルコールが飲めるようになっても、遺伝子によって決められたALDH2のタイプは変わりません。つまりアセトアルデヒドに長くさらされることになるわけです。飲めるようになったことをいいことに慢性的な飲酒を続けていると、食道がんに罹患するリスクが高くなります」

これを聞いて「ドキッ」とされた方も少なくないだろう。食道がんは「働き盛り」といわれる40～50代の男性に多い。「元来、お酒には強くないのに、仕事の付き合いが長年続いたことで強くなった」という方はなおさら注意が必要である。

井上さんによると、お酒を全く飲めない人（ALDH2の活性が低い遺伝子を2つ持っている人）は、お酒を飲めないため食道がんにはあまりならないという。一方、ガンガン飲める酒豪タイプの人（ALDH2の活性が高い遺伝子を2つ持っている人）は、アセトアルデヒドの分解能力が高く、やはり食道がんになることは少ないという。怖いのはフラッシャーの人、特にフラッシャーなのに鍛えて飲めるようになった人だ。

「また、アセトアルデヒドは肝臓で生成され、血液を介して全身を巡ります。そして唾液にも入ってきます。これは『酒臭い』状態を指します。唾液中のアセトアルデヒド濃度は血中濃度よりも高く、これにより食道の粘膜がアセトアルデヒドの毒性にさらされます。つまり、アルコールによる粘膜やけどとのダブルパンチとなるわけです」

「酒臭い」と言われるとき、食道がそんな危険にさらされていたなんて……。

強い酒に注意し、酒量も抑え、休肝日も大事に

では、食道がんのリスクを下げるためには、何をどう注意したらよいのだろう？

「まず大前提として、アルコール度数の高いお酒をストレートで飲むのを避けることです。ウイスキーやウオッカのように、アルコール度数が40度以上あるお酒を好んで飲む方は**『頸部食道がん』**といって、食道の入り口近くにがんができやすい傾向にあります。もし濃い酒を勧められたら、断るのもなんですから、テイスティングだけして、チェイサー（水）をすぐに飲んで自分の中で薄めるといいでしょう」

とにもかくにも喉が「チリチリ」となるアルコール度数の高いお酒は、最も危険ということである。そして、酒量もきちんと抑える必要がある。

「聞き慣れたセリフだと思いますが、まずは酒量のトータル量を見直し、適量（純アルコール換算で20g、日本酒換算で1合）を守ること。ほろ酔い程度でやめておくことです」

水分の摂取も重要なポイントだ。

「お酒を飲む際は必ず水を飲むよう心がけてください。水によって、アルコールによる食道への刺激を緩和し、カラダの中のアルコールを希釈することが大事です。また、アルコ

ール摂取により脱水が進みますので、水分を補給する必要があります」

日本酒造組合中央会でも、日本酒や本格焼酎などを飲む際、水を飲むことを推奨している。確かに水をきちんと飲んでいると、トイレの回数が増えるし、翌朝も酒臭いことはまずない。

「また週1回でいいので休肝日を設けることも大切です。24時間、しっかりと肝臓を休ませ、細胞の再生を促しましょう。慢性的にお酒を飲む習慣がある方は、大して飲みたくもないのに『惰性』で飲んでしまうことが多々あります」

このほか、野菜や果物も意識的にとってほしいという。国内のコホート研究でも野菜と果物を多く摂取するほど食道がんのリスクが低いと報告されている（注1）。国立がん研究センターの「がんのリスク・予防要因 評価一覧」でも、**野菜や果物の摂取が食道がんのリスクを下げるのは「ほぼ確実」としている。**このコホート研究では、キャベツ・大根・小松菜などのアブラナ科の野菜で統計学的に有意な関連が見られた。これらの野菜には、実験研究などで発がんを抑制するとされるイソチオシアネートという成分を含んでいる。

井上さんは、「抗酸化作用の高い果物なども同時にとるといいでしょう。ただし野菜と果物だけをとるのではなく、たんぱく質や食物繊維などをバランスよく食べるようにしてください」とアドバイスする。

50歳を過ぎたら、年に一度は内視鏡検査を！

飲酒などの生活習慣を改善すると同時に、必須となるのが、定期的な検査である。井上さんは「年に一度は内視鏡検査を！」と話す。

「食道がんは初期の場合、痛みなどの自覚症状がありません。ですので『**無症状であっても、定期的に内視鏡検査を行う**』ことが早期発見のカギとなります。粘膜でとどまる早期のがんであれば内視鏡を使っての手術になるので、体の負担もさほどありません」

「そのためには、一般の内科や人間ドックなどで、胃の内視鏡検査（上部消化管内視鏡検査）を自主的に受ける必要があります。この検査をすれば、咽頭、食道、胃、十二指腸までをひと通りチェックできます」

内視鏡検査は「おえぇ！」となるので恐れる人も少なくないが、井上さんによると、昔に比べ、今は格段に楽になっているという（実際には病院にもよるそうだが）。井上さんの患者の中には「え、もう終わったんですか？」と話す人もいるのだそうだ。

「食道がんは進行すると、外科的手術となり、患者さんの身体的負担もかなり大きくなります。50歳を過ぎたら人間ドックのオプションなどで、年に一度は内視鏡検査をされることをお勧めします」

外科的手術となると、肋骨の間を切開し、肺や心臓の奥にある食道のがんやリンパ節を切除して、胃を持ち上げて食道とつなぐという大掛かりなものになる。聞いているだけで患者の負担が大きいのが分かる。もし食道がんに罹患しても、初期の段階で見つかるよう、定期的な検査は欠かせないのだ。

注1　Int J Cancer. 2008;123:1935-1940.

糖化

老化の〝主犯〟怖い「糖化」は飲酒で加速する？

答える人：八木雅之さん
同志社大学生命医科学部

五十路を過ぎて、やたら気になるのはお肌のハリやシミ、シワである。四十路までは何とか重力に耐えていたのに、五十路になるとこうも違うのか？

「アラフィフなんだから仕方ない」で済ませればいいのだろうが、あきらめきれないのが女性というもの。美容皮膚科でレーザーをあてたり、アメリカの皮膚科医が作ったという化粧品を試してみるものの、「焼け石に水」といったふう。

最後は、誰もが加齢には勝てないのだろう。とはいえ、同じアラフィフでも、人によって見た目にずいぶん違いが出てくる。石田ゆり子さんや永作博美さんをはじめとして、驚くほど若く見える方もいる。どうしてここまで差が出るのだろうか。

こんなとき、私がいつも気になるのが「飲酒との関係」である。最近でこそ休肝日を週2～3回も設けて、節酒に努めるようにしているものの、若い頃の酒量たるや半端ではない。そのツケが今になってきているのでは、と心配でならない。

そういえば、このところ、テレビの健康番組などで「**糖化**」という言葉をよく耳にする。何でも、糖化は老化要因の一つで、肌のハリやシワなどにも密接に関係しているという。しかも、体内の血管や内臓、骨などの機能を低下させ、さまざまな病気の原因になるという。つまり、見た目だけでなく、寿命にも関係してくるというのだから聞き捨てならない。

そこで、「糖化ストレス研究センター」という糖化専門の研究機関を有する同志社大学を訪れ、同大学 生命医科学部 糖化ストレス研究センター チェア・プロフェッサー教授の八木雅之さんに話を聞いた。

余分な糖がたんぱく質と結びつき、たんぱく質が変質

「糖化を一言で言えば『体のコゲ』。身近な例を挙げると、パンケーキなどを焼くと表面がこんがりしたきつね色になりますよね。これはパンケーキなどに含まれる糖と、卵や牛

図1　**牛骨の糖化モデル**

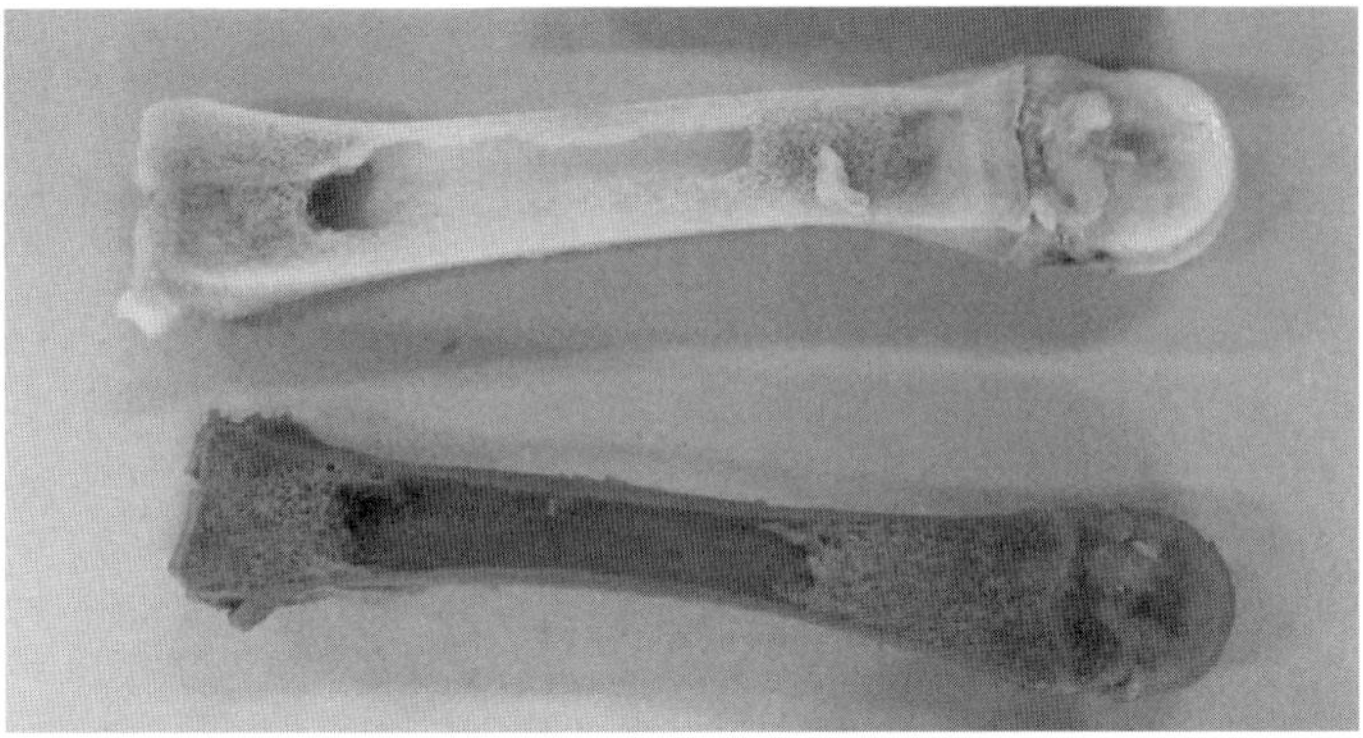

上が糖化処理なし、下が糖化処理あり。（提供：同志社大学 糖化ストレス研究センター）

乳、そして小麦に含まれるたんぱく質が結びついて起こった現象です。これがまさに『糖化』なのです」

この話だけだと何やらおいしそうなだけだが、八木さんによると、この糖化が体の中で起こると大変なことになるらしい。

「体の中で起こる糖化とは、体内の余分な糖がたんぱく質と結びつき、たんぱく質を変性、劣化させていくことです。たんぱく質は、臓器、皮膚、筋肉、血管などをはじめとする体を構成する重要な成分です。つまり、糖化により体を構成するさまざまな要素が劣化していくわけです」

八木さんによると、牛の皮や骨などをブドウ糖溶液につけておくと、それだけで徐々に組織が糖化して、数日で茶褐色に変色し、弾力を失っていくという（図1）。

「糖化が進行していくプロセスで**AGEs（糖化最終生成物）**という物質が生成されます。AGEsはさまざまな経路を経て作られ、一口にAGEsと言っても、論文に報告されているだけでも数十種類あり、実際のところ**100種類以上ある**とも言われています。このAGEsこそ、老化を促進させてしまう厄介な物質なのです」

老化を促進させる、何とも憎たらしい物質！　では具体的に、糖化が進み、AGEsが多く生成されるとどんな悪影響が出てくるのだろうか。

「AGEsの弊害の一つに、たんぱく質の硬化があります。AGEsはたんぱく質同士を結合させ、『悪玉架橋』と呼ばれる厄介者を体内に作ってしまうのです。悪玉架橋ができると可動性やしなやかさが失われ、硬化してしまいます。さらに、体内には、AGEsをキャッチするレセプター（受容体）が存在し、そのレセプターがAGEsをキャッチしてしまうと炎症を起こすのです。このようにして、体内のさまざまな臓器の機能が低下していきます。これがいわゆる『老化』ということになります。さらに進むと、やがてさまざまな病気につながるのです」

肌の弾力が低下、骨も骨折しやすくなる

図2　糖尿病患者は皮膚の弾力が失われやすい

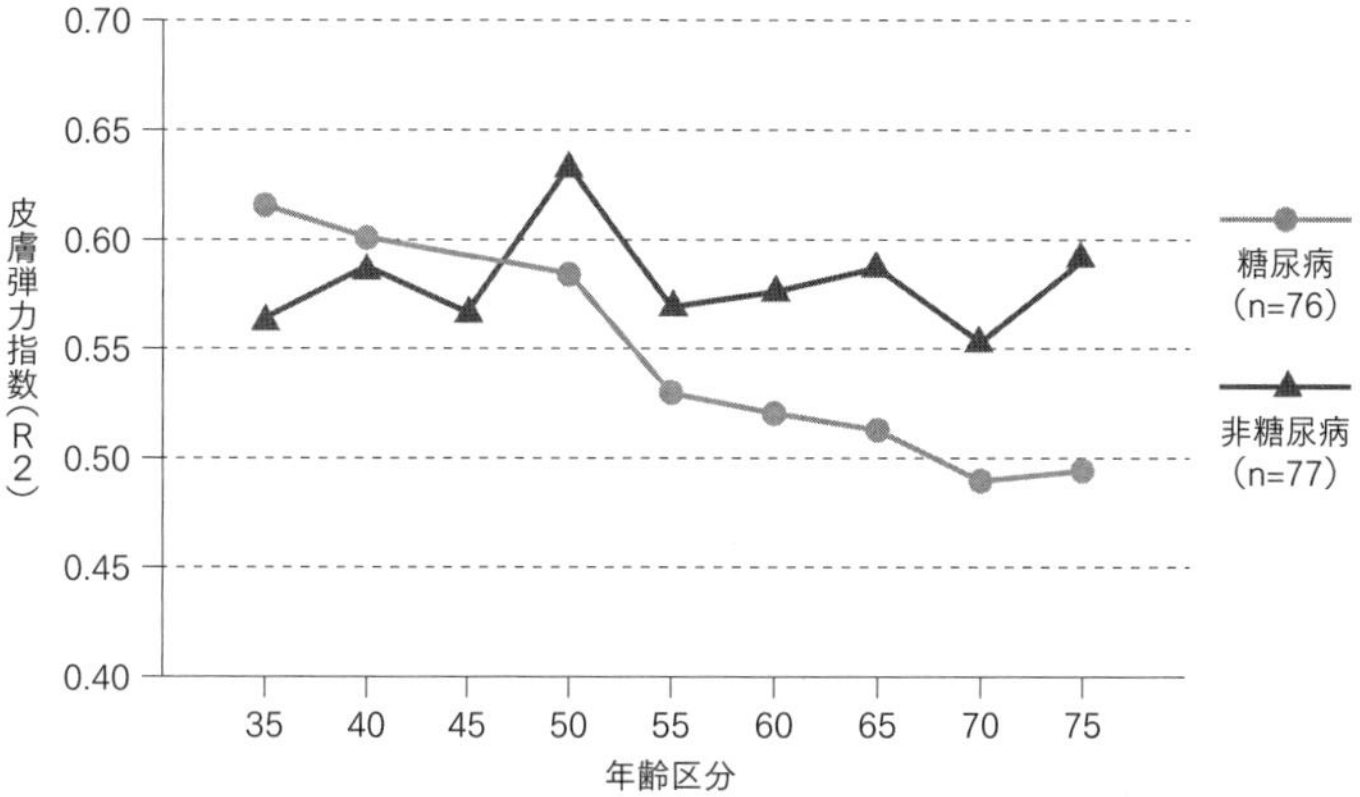

2型糖尿病患者と健常者の皮膚弾力性が加齢に伴って変化する度合いを比較した同志社大学の研究。神奈川県相模原市の北里大学病院の外来患者を対象に測定したデータ。2型糖尿病患者では、健常者に比べて弾力性が下がっている。（データ：J Clin Biochem Nutr. 2008;43(Suppl 1):66-69.）

想像以上にAGEsはおっかない存在ではないか。聞くのをためらってしまうが、AGEsの生成・蓄積により、具体的にどんな老化現象や疾患が起こるだろうか。

「見た目に密接に関わる肌への影響としては、まず**肌の弾力が失われます**。さらにシワ、くすみ、血色不良など、女性にとってはありがたくない作用が肌表面に現れます。肌の弾力が低下する原因はさまざまありますが、糖化の影響が大きいと言われています。私たちの研究でも、糖化ストレスにさらされている糖尿病患者は皮膚の弾力が失われやすいことが確認されています（図2）」

外からせっせとレーザー治療をしたり、美容液を与えても、いっこうにたるみが改善しないのはこういうことだったのか。

「影響は骨にも及びます。AGEsの一種であるペントシジンが、骨に含まれるコラーゲン線維に悪玉架橋を作ると硬化し骨質が低下します。骨は、カルシウムだけでできているわけではありません。たんぱく質（コラーゲン）の割合も高いのです。コラーゲンの硬化によって、しなやかさが失われ、**たとえ骨量が十分にあっても、骨折しやすくなります**」

人の骨に含まれるコラーゲンの加齢変化を調べた研究でも、ペントシジンは加齢とともに増加したという報告もある（注1）。高齢者はより注意が必要だ。また関節軟骨のコラーゲンが糖化すると、関節炎にも影響するという。さらに注意が必要だ。

腎臓や肝臓の機能が低下、認知症にも影響

そしてAGEsは、内臓の重篤な病気を誘発する要因にもなるという。

「腎臓や肝臓といった臓器はたんぱく質からできています。こうした臓器にAGEsが蓄積すると、内臓機能そのものが低下し、やがて**腎不全**や**肝臓障害**といった重篤な病気を引

き起こす原因となります。血管を構成するコラーゲンがＡＧＥｓによって硬化すると、柔軟性が失われ、傷つきやすくなります。つまり**動脈硬化**を進めるのです。ＡＧＥｓが血管内皮に蓄積することで、脂肪などから成るどろどろの粥状物質（アテローム）が血管壁に生成。これが徐々に肥厚していくと、心筋梗塞、脳梗塞などの発症につながります」

何と盛りだくさんなＡＧＥｓの弊害！　加えて「アルツハイマー型認知症の発症リスクも高まる」というではないか。「アルツハイマー型認知症の患者の脳内には、罹患していない人に比べ、約3倍ものＡＧＥｓが蓄積されていたという報告もある（注2）」

お酒と糖化は関係あるの？

ここまでの説明で、糖化がもたらす弊害は理解できた。では、実際のところアルコールと糖化は関係しているのだろうか？

「実は、アルコールと糖化は密接な関係にあります。先ほど、糖とたんぱく質が結合してＡＧＥｓを生成すると説明しましたが、実は、その生成過程の中間生成物として『アルデヒド』が生成されているのです。つまり、糖化のプロセスでは、糖からアルデヒドが生成され、それがたんぱく質と結びつくことで、ＡＧＥｓの生成が進むのです（注3）」

図3　糖化にはアルコールも関係していた！

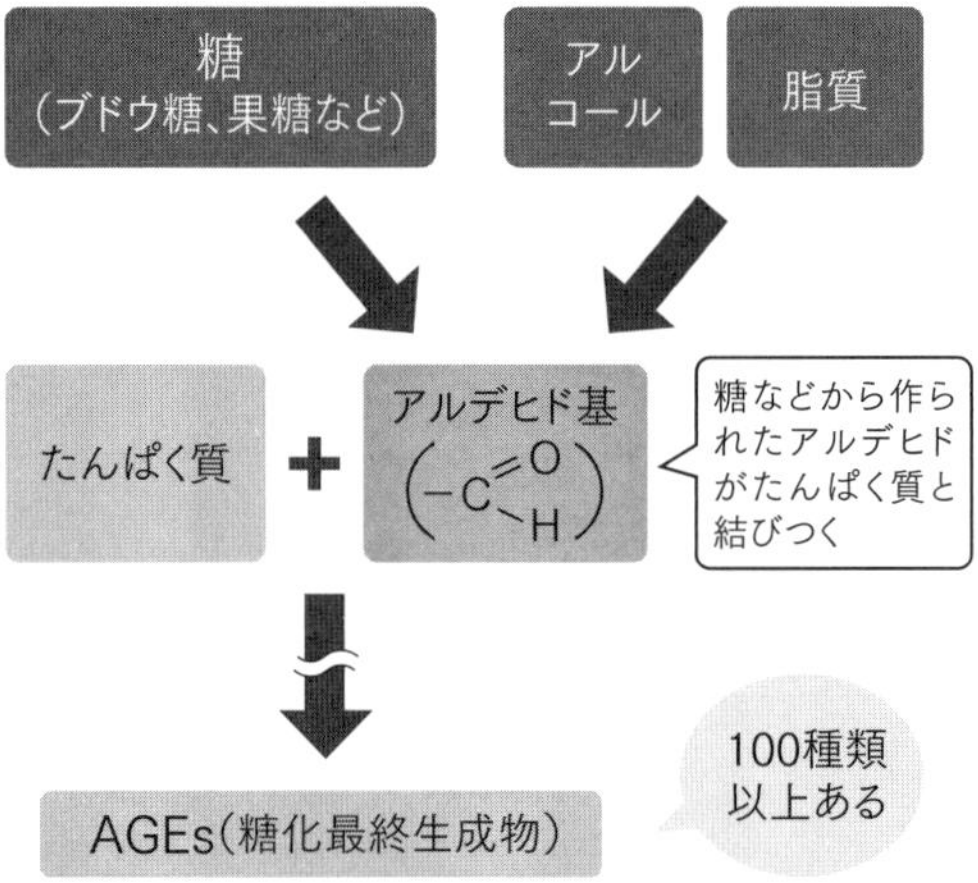

少々専門的になるが、アルデヒドはアルデヒド基（－CHO）という構造を持つ物質の総称だ。このアルデヒド基には、酸素と炭素の二重結合したカルボニル基（－C=O）があり、反応性が高くたんぱく質と結びつきやすいのだ。そして、それによりたんぱく質がAGEs化して変性・劣化していくのだという（図3）。

お酒の中に含まれるアルコール（エタノール）は、体内でアルコール脱水素酵素によりアセトアルデヒドに変換される。もしやこのアセトアルデヒドがたんぱく質とくっついて悪さをするのだろうか？

「その通りです。アルコールが体内で分解されて生じたアセトアルデヒドも、同様にたんぱく質と結合し、アセトアルデヒド由来のＡＧＥｓができます。つまり、アルコールには、ＡＧＥｓの生成を促進してしまうという作用があるのです」

飲酒機会が多いほど体内にＡＧＥｓが蓄積される

ということは、当然、お酒をたくさん飲んで体内にアセトアルデヒドができる人ほど、糖化が進み、ＡＧＥｓが生成されるということだ。

実際、八木さんは、同志社大学の糖化ストレス研究センターの研究から、実際に飲む頻度が高い人ほどＡＧＥｓが体内に多く蓄積していることが確認されたと話す。

「私たちは、皮膚のＡＧＥｓの蓄積と生活習慣の関係を確認するため、日本人244人の生活調査とＡＧＥｓの測定を行い、結果を解析しました。生活習慣の中で相関関係が認められたのが、喫煙経験、飲酒習慣、睡眠時間です。飲酒習慣については、グラフのように、飲酒頻度が週4日以上のグループは、週3日以下のグループに比べてＡＧＥｓの蓄積量が高くなりました（図4）。ただ、現時点では飲酒量との関係は明確になっていません」

中でも最も注意しなくてはならないのが**「酒を飲んで顔が赤くなる人」**、つまりアセトアルデヒドを分解するALDH2（アセトアルデヒド脱水素酵素）の活性が低い人だと八木

図４　AGEsの蓄積と飲酒習慣の関係

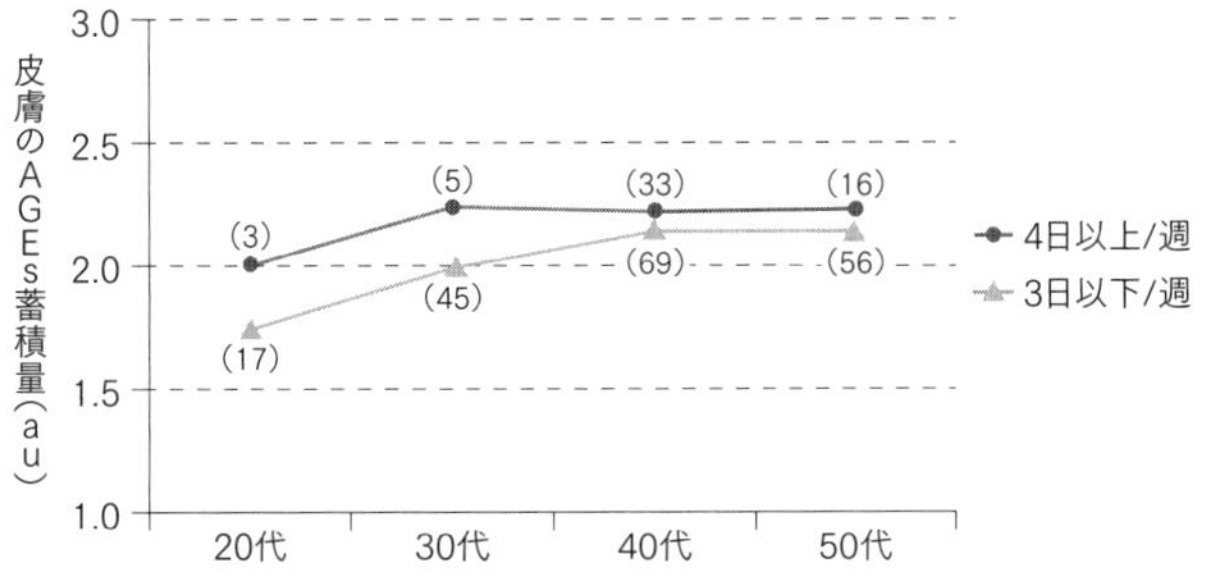

日本人244人（20～59歳）の生活調査（飲酒習慣など）と右上腕内側部における皮膚中蛍光性AGEsの測定を行い、結果を解析した。その結果、週に4日以上飲酒するグループは3日以下のグループに比べてAGEsの蓄積量が多かった。グラフ内の「(16)」などの数字は該当する人数を示す。（Anti-Aging Medicine. 2012;9(6):165-173.）

さんは話す。

「お酒を飲んで顔が赤くなる人は、アセトアルデヒドの分解能力が低いため、体内においてアセトアルデヒドにさらされる時間が長くなります。そのため赤くならない人に比べ、ＡＧＥｓの生成が促進されやすくなります。これにより体内のたんぱく質の変性が進み、老化やさまざまな疾患のリスクが高まってしまうのです」

お酒を飲んで顔が赤くなる人（フラッシャー）は、やはり飲酒による悪影響を受けやすい。こう聞くと、顔が赤くならない人は、「大丈夫」と思うかもしれないが、そう都合よくはいかない。結局、飲んで顔が赤くならない人であっても、飲む量が多くなるとアセトアルデヒドの影響は避けられない。

「よく二日酔いになっている人、日常的に多量飲酒をする人もまた、アセトアルデヒド由来のＡＧＥｓの生成が促進されます。ALDH2の活性が強い人はアセトアルデヒドの分解が早いとはいえ、量を飲めばアセトアルデヒドにさらされる時間が長くなるのでリスクは高まります。顔が赤くならないから安心ということではありません」

そうか、やはりお酒の飲み過ぎは糖化リスクを高めるのだ。八木さんは分かりやすい言葉でこうまとめてくれた。

「多かれ少なかれ、加齢とともにＡＧＥｓの蓄積は増えていきます。これは生きていく限り仕方のないことと言えます。そこに『飲酒』という負荷をかけることで、その蓄積の速度が早まるわけです」

飲み過ぎに一理なし、ということである。

注1　日老医誌. 2013;50:213-217.
注2　Proc. Nati. Acad. Sci. USA. 1994;91:4766-4770.
注3　ＡＧＥｓの生成経路は複雑・多経路で、実際には糖だけでなく脂質からもＡＧＥｓが生成される経路がある。

糖化

日本酒やワインが「糖化」を抑える!?

答える人：八木雅之さん
同志社大学生命医科学部

最近、老化の主犯の一つとして何かと話題になる「**糖化**」。糖化研究のエキスパートである同志社大学 生命医科学部 糖化ストレス研究センター チェア・プロフェッサー教授の八木雅之さんによると、糖化によって生成される**AGEs（糖化最終生成物）**が体内に蓄積していくと、肌の老化が進み、老けて見えるようになるだけでなく、骨粗鬆症や動脈硬化症、認知症などの発症・進行にも影響を及ぼすという。

さらに、「糖化とアルコールは密接な関係にある」という事実まで突きつけられ、心が折れそうになってしまった。

そこで今度は、糖化リスクを抑える対策を、引き続き八木さんに聞いた。

第一の対策は、食後高血糖を抑えること

「糖化は体内の余分な糖とたんぱく質が結合して起こります。つまり、糖化を抑制するには、体内に余分な糖があふれないようにすればいい、つまり第一の対策は『**食後高血糖対策**』です。具体的には、食後の血糖値を急激に上げないようにすることが大切になります。食後に、血糖値が急上昇することを食後高血糖（血糖値スパイク、グルコース・スパイク）と言いますが、実はこのとき、アルデヒドも同時に生成されていることが分かっています。つまり、食後高血糖を抑えれば、糖化の進行を抑制することができるのです」

一筋の光が見えてきた（涙）。では、どんなことをすればいいのだろうか？

「対策としては、まず、食後の血糖値を上げにくい食品、具体的には「低ＧＩ」（注１）の食品を選ぶようにするといいでしょう。例えば、『白米より玄米』、『うどん・そうめんよりそば』のＧＩ値が低いので食後の血糖値が上がりにくくなります（図１）」

なるほど。しかし、そもそも摂取する主食の量を減らすのが手っ取り早いのでは？

「確かに、摂取する糖質量を減らすこと（糖質制限）はダイエットや食後の血糖上昇を抑

図1　GI値が低い食材を選び、食後高血糖を抑える

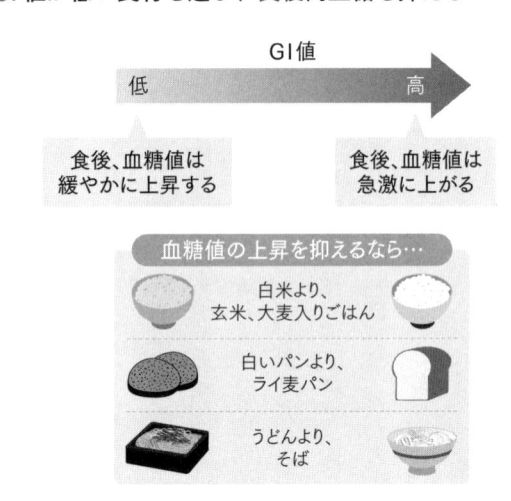

制する方法として注目されています。しかし、極端な糖質制限はリスクも考えられます。その人の体形や生活習慣にもよりますが、減らす場合はまず普段食べている量よりも20～30％減くらいを目安にするといいでしょう」

そして、「主食と一緒に食べるもの」と「食べ順」がとても重要なのだと八木さんは話す。

「ごはんやパン、うどんなどの主食（糖質）をとる前に、野菜や肉、卵などの主菜、副菜を先に食べるようにすると血糖値が上がりにくくなります。食物繊維やたんぱく質、油が血糖値上昇を抑えるのです」

野菜を先に食べる「**ベジタブル・ファースト**」は、体にいい食べ方としてよく知ら

れている定番の方法だ。

「ベジタブル・ファーストには、注意したいポイントがあります。それはドレッシングをうまく活用すること。ベジタブル・ファーストというと、生野菜をそのまま食べればいいと誤解されがちですが、ドレッシングの存在も重要です。野菜に含まれる食物繊維にも血糖上昇を抑える効果が期待できますが、ドレッシングに含まれる**酢や油も糖の吸収を緩やかにしてくれる**のです。もちろんかけ過ぎは禁物です」

そして八木さんは「パンやおにぎりなど、**炭水化物を単体で食べるのを控える**のもポイントです」と話す。八木さんたちの研究グループによる研究では、素うどん（かけうどん）より温玉うどんやサラダうどん、ごはん単独より牛丼のほうが食後の血糖値が上がりにくいことが確認されている。

さらに八木さんはもう一つ、面白い対策を教えてくれた。

「食事の前にプレーンヨーグルトを食べる、**『ヨーグルト・ファースト』**を心掛けてみてください。私たちの研究から、白米を食べる前にプレーンヨーグルトを食べたグループは、白米だけのグループに比べ、食後血糖値の上昇が抑えられることが確認できました（図2）」

八木さんによると、ヨーグルトが食後血糖値の上昇を抑える働きは2つあるという。

図2　ヨーグルト・ファーストで血糖値上昇が抑えられた

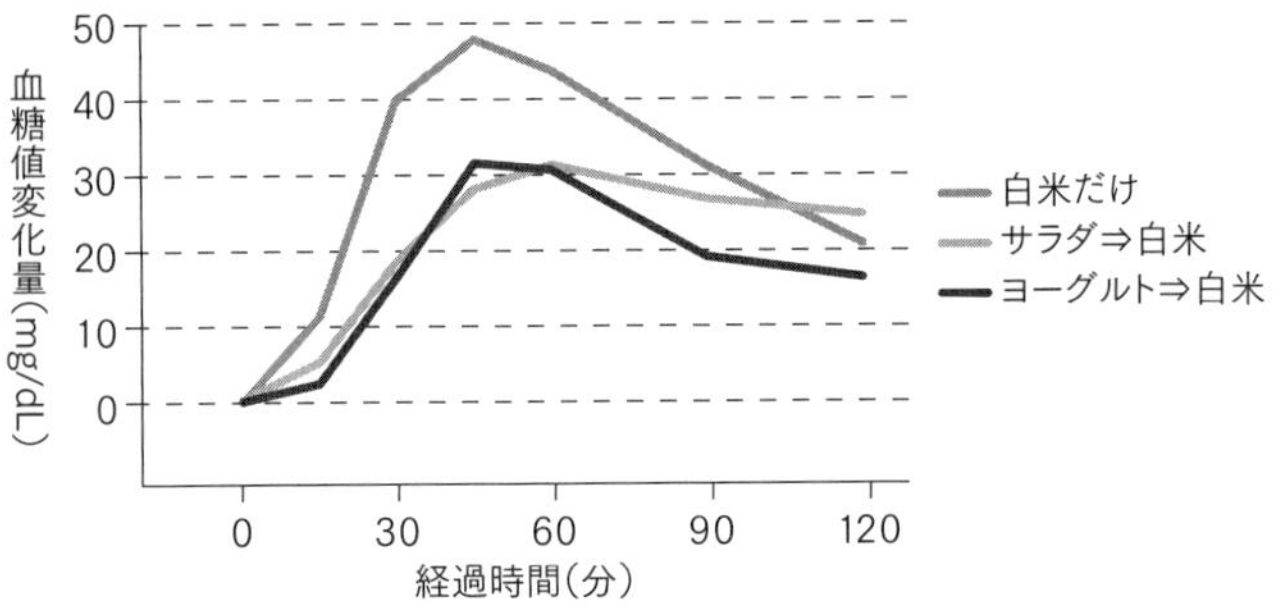

20～40代の男女各10人を対象に、3つの食べ方を実践してもらい、食後の血糖値を測定した。その結果、白米だけを食べたグループに比べ、ヨーグルト200gを先に食べ、その後に白米を食べたグループのほうが血糖値の上昇が抑えられた。(Glycative Stress Res. 2018;5(1):68-74.)

「一つは乳酸の働きによって、胃から小腸へと移動する速度を緩やかにすること。そしてもう一つはヨーグルトに含まれるホエイ（乳清）に含まれているペプチドが血糖値の上昇を抑制するホルモンであるインスリンの分泌を促進するのです。この2つの働きによって、血糖値の急上昇が抑えられると考えられます。1回に食べる量は100～200gを目安にしてください。ただし、選ぶのはプレーンヨーグルトです。砂糖をかけて食べたり、加糖タイプのヨーグルトを選んでは意味がなくなってしまいます」

プレーンヨーグルトならコンビニでも入手できる。そのまま食べるのはもちろん、サラダのドレッシングに利用してもいいそうだ。

抗糖化作用のある食物をとる

次の対策は「糖化反応の抑制」。つまり、糖化反応を抑制する作用（**抗糖化作用**）のある食物を積極的にとることだ。八木さんによると、抗糖化作用を持つ植物素材があることが報告されているという。

「具体的には、ごぼう、レンコン、モロヘイヤ、枝豆、アスパラガス、大豆などに抗糖化作用が期待できます（図3）。また、こしょうやチリパウダーといったスパイス類、ローズマリーやバジルなどのハーブ類、味噌、醤油といった日本の伝統的な発酵食品、さらにはレモンや梅干しなどクエン酸を含むものにも同様の作用が期待できます。これらの食材を組み合わせて、日々の食事に取り入れてください」

おお、おつまみになりそうなものばかり！　八木さんによると、「これらの野菜やスパイス類に含まれるポリフェノール類に抗糖化作用があると考えられている」のだという。

植物以外では、先ほど登場したヨーグルトにも抗糖化作用が期待できるそうだ。

つまりは、家飲み、外飲みともに、これら抗糖化作用のある食材を使ったおつまみを選

図3 「抗糖化作用」が期待できる食材例

野菜		穀物・豆類	フルーツ
モロヘイヤ	春菊	黒米	ライム
ごぼう	アスパラガス	赤米	パッションフルーツ
ほうれん草	レッドキャベツ	黒豆	いちご
青ねぎ	枝豆	大豆	ブルーベリー
レンコン	ブロッコリー	小豆	さくらんぼ
ピーマン	スプラウト		イチジク

べば、糖化の抑制に一役買ってくれるというわけだ。塩ゆでした枝豆、レンコンのきんぴら、アスパラの豚バラ巻きなんてどうだろう？

また、糖質をとるときは、セットで食べる食材に気を配るといいという。

「糖質の高いポテトサラダなどを食べたいときは酢の物とセットにする、〆のお茶漬けがどうしても食べたいときは梅干しを入れるなど工夫するといいでしょう」

もちろん、毎回〆のお茶漬けを食べるのはNGにしても、絶対食べちゃダメと禁止されないのなら、ストレスなく続けられそうだ。

このほか、緑茶や健康茶などにも抗糖化作用が期待できるという。

「ポリフェノールの一種であるカテキンを含む緑茶などにも、AGEsの生成抑制機能が期待できます。このほか、ポリフェノールの一種クロロゲン酸を含むコーヒー、カカオポリフェノールを含むココアも同様の効果が期待できます。なお、コーヒーはブラックにするなど、苦みを味わう工夫も必要です」

八木さんたちが80種類以上の健康茶を調べたところ、いくつかの健康茶に効果が期待できると分かった。

「効果が期待できると判明したのは、甜茶、ドクダミ茶、ルイボスティー、柿の葉茶、しそ茶、グアバ茶、バナバ茶、クマザサ茶などがあります。単独で飲んでもいいのですが、ブレンドすることによって相乗効果が生まれます」

これらは、1日1～2杯も飲めば、効果が期待できるという。

なお、AGEsは食品にも含まれており、この一部が体内に取り込まれるという報告もある。一般にAGEsは焼いたり揚げたりした食品に多く含まれるといわれており、揚げ物や焼き物は控えたほうがいいという意見もある。

ただし、八木さんによると、現時点ではまだ明確になっていないことも多いのだという。

「食品の加熱調理には、衛生状態の確保、色目や風味の付与などプラスの要素も多くあります。揚げ物、焼き物ばかりをたくさん食べるといった食生活は避けていただきたいのですが、野菜なども一緒にとるなどバランスよく食べていれば、過度に気にする必要はないでしょう」

日本酒やワインが糖化を抑えてくれる

では、飲酒はどう気をつけたらいいのだろう？

「糖化を進めないためには、世に言う『適量』を守るのが賢明です。日本酒なら1日1合、ビールなら中瓶1本、ワインならグラス2～3杯程度です。我々の研究に限らず、ほかの研究からも、アセトアルデヒドとAGEsの生成が密接に関係していることは確実だからです。翌日に残るような深酒は控えたほうがいいでしょう。ちなみに、喫煙者、睡眠不足の人も体内のAGEsの量が高いことが確認されています。お酒好きの愛煙家で、深夜まではしご酒をするような方はさらに注意が必要です」

深夜まで飲み歩いていると、胃もたれもあって、かなりの確率で朝ごはんが食べられるような状態ではなくなる。「朝食抜きは昼食後の血糖値の上昇が急激になり、糖化を促進させやすい」と八木さん。〝午前様〟はいいことなしである。

酒量が分かったところで、次に気になるのがお酒の種類による違いだ。お酒といっても、ビール、日本酒から、ワイン、焼酎、ウイスキーなどまでさまざまある。糖化による影響を少しでも抑制するには、どんな種類のアルコールを選べばいいのだろうか。

図4　日本酒はAGEsの生成を抑える

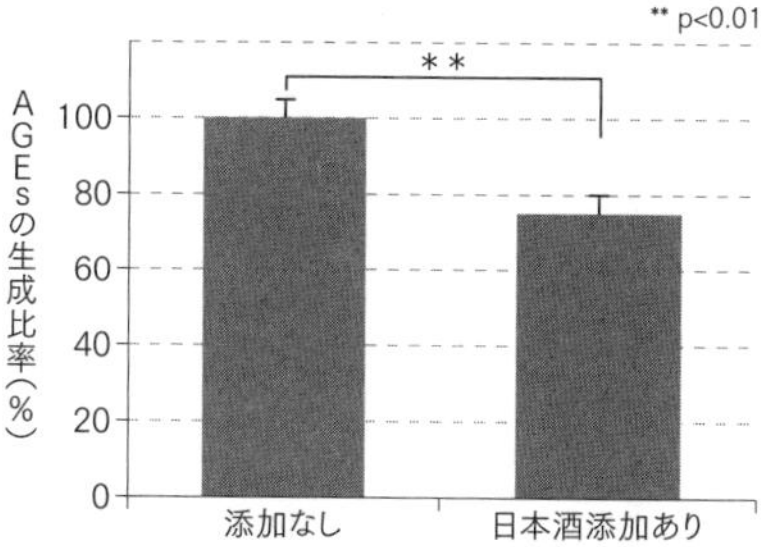

血清アルブミン（たんぱく質）とブドウ糖による糖化反応の、日本酒（清酒）による影響を調査した結果。グラフはAGEs生成率データ。日本酒を加えずに試験したとき（添加なし）の生成量を100としたときの、30種類の日本酒を添加して測定したとき（日本酒添加あり）の平均値。(Glycative Stress Res. 2017; 4(2): 80-86.)

「実は、お酒の中には、AGEsの生成を抑制するものがあるのです。それは、日本酒です。日本酒は糖質を含むので意外と思われるかもしれませんが、私たち糖化ストレス研究センターでの研究から、量さえ飲まなければ抗糖化作用が期待できることが分かりました。醸造アルコールを添加した本醸造タイプ、純米酒の2タイプに分け、精米歩合やアルコール度数に大差がない京都産の30種類の日本酒を使って実験したところ、醸造アルコールの添加の有無に関係なく、AGEsを抑制することが確認されたのです（図4）」

おお！　日本酒ファンには何ともうれしいお言葉。

現在、この研究は継続中で、日本酒のどの成分にAGEsを抑制する効果があるかは、まだ明確になっていないという。ただし、八木さんによると、近い将来、成分の特定が期待できるそうだ。

なお、日本酒にＡＧＥｓの生成抑制効果が期待できるとはいえ、アルコール自体は糖化を進める存在。あくまで「適量」を守ることが大前提であることをお忘れなく。

日本酒にそんなうれしい効果があるとなると、ほかのお酒がどうなのか、気になるところだ。

「日本酒と同じ醸造酒であるワインもまた抗糖化作用があります。これはぶどうに含まれるポリフェノールによるものと考えられます。特に良いとされるのはポリフェノールを豊富に含む赤ワインです。ポリフェノールは抗酸化作用もありますから、糖化、酸化ともに抑制する効果が期待できます。もちろん、こちらも適量が基本です」

そのほか、樽で熟成させるウイスキーも、樽由来のポリフェノールが含まれることから、ＡＧＥｓを抑制する効果が期待できるという。今後の研究にさらに期待したい。

食後の運動で血糖値上昇を抑える

最後に、食生活以外で糖化を抑制する方法についてアドバイスを聞いた。

八木さんは食後の運動が血糖値の上昇を抑えて、糖化の進行を抑制してくれると話す。

「朝の通勤時は『階段』を使うようにしてみてください。通勤時間は朝食をとってから1時間後くらいにあたり、ちょうど血糖値が高くなっている時間帯です。カラダを動かすことで、食事によって上がった血糖値を早く下げられます。食後に階段のステップ運動を3分間するだけで血糖値の下がり方が早くなったという報告もあります。また、日中にデスクワークをしていると、昼食後の午後1～2時くらいに眠くなりますよね。会議などでの移動は、眠気覚ましも兼ねて、血糖値を早く下げるために、エレベーターでなく階段を使うようにしましょう」

このくらいの運動なら、無理なく続けられそう。塵《ちり》も積もれば山となる。食事の後は、階段を使ったり、一つ前のバス停や駅で降りて歩くなど、「ちょい運動」を意識するだけで、少しずつ糖化を抑えることができるのだ。

注1　GI（Glycemic Index）は、食後の血糖値の上昇度合いを示す指標。数値が小さいほうが血糖値の上昇が穏やかになる。

第4章

それでもやっぱり飲みたい人にはこの「切り札」！

「飲む前に飲む」切り札！漢方薬の効果

答える人：星野卓之さん
北里大学東洋医学総合研究所

酒飲みには、「ここぞ！」というときに飲む、二日酔い防止のサプリメントや薬がある。飲み会では、そんな〝特効薬〟の渡し合いが始まる。ウコン入りのドリンク剤もあれば、肝臓水解物（注1）もある（なお、自分用に処方された薬を他人に勧めるのはNGです）。

かくいう私にとって、ここぞというときの切り札は、漢方薬の「**五苓散**《ゴレイサン》」だ。飲み会の前に飲むと、確かな効果を感じている。悪酔いしにくいし、お酒を飲んだ後に服用すれば、むくみにくい（私はお酒を飲んだ後はむくみやすいのです）。

私の周囲にも五苓散の愛用者は多い。実際、これまで取材した〝酒好き医師〟の中にも五苓散を愛用していた人がいた。

これだけお世話になっている五苓散だが、そもそもこれがどういう薬で、どういう状況で飲むべき薬なのか、恥ずかしながらよく分かっていない。

さらに漢方というと、数え切れないほどの薬があると思うが、本当に五苓散がいいのだろうか。風邪薬も体質や症状によって使い分けるくらいなのだから、症状・体質によって使う漢方薬も変わるようにも思う。

また、「確かに効くけど、そもそも漢方って悪酔い、二日酔いのために飲んでいいの？」「漢方薬はジワジワ効くもので、長く飲み続けるものじゃないの？」という疑問を持っている人も多い。知らないことだらけである。

そこで、漢方専門医による漢方医学的な診察を行う「漢方ドック」を2016年から始めている北里大学 東洋医学総合研究所の医史学研究部 部長 星野卓之さんに話を聞いた。

漢方では「酒はクスリ」

「意外かもしれませんが、漢方の世界では、医療にお酒はつきものと考えられています。医療の医の旧漢字「醫」を見ると分かるように、酒にも使われている酉という部首が付いていますよね。つまり、酒と薬は一体。酒には薬効があると考えられてきたのです。実際、中国では昔から薬効のある生薬を漬け込んだ薬酒が使われてきました。日本だと養命酒が有名です。西洋でも、シャルトリューズをはじめ薬草系リキュールがありますよね。しかし、いくら薬効があったとしても〝過ぎたら毒〟。これは漢方に限ったことではないでしょう」

やはり、飲み過ぎはよくないというのは、漢方の考えにおいても同じのようだ。では、酒を飲み過ぎたときに、漢方ではどう対処するのだろうか。悪酔い、二日酔いに対処するための漢方の対処法を聞いてみた。

「漢方では一般に、悪酔い・二日酔い対策には五苓散と、**黄連解毒湯**《オウレンゲドクトウ》が使われます。酒飲みの間では一般に、この2つがいいと言われていますが、その通りです。いずれも私も使っていて、場合によっては時間差で五苓散と黄連解毒湯の両方を飲むこともあります。これらの漢方を、飲む前に飲んでいただいてもいいですし、飲んだ後や翌朝に調子が悪くなったときに飲んでいただいても構いません。漢方というと『長く飲み続けないと薬効を得られない（1回だけ飲んでもダメ）』と考える人が多いのですが、悪酔いや二日酔いといった一過性の症状の場合、慢性的に飲む必要はなく、単発でも十分に効果が得られます」

五苓散は〝水毒〟に効果がある

図1　五苓散を構成する5つの生薬

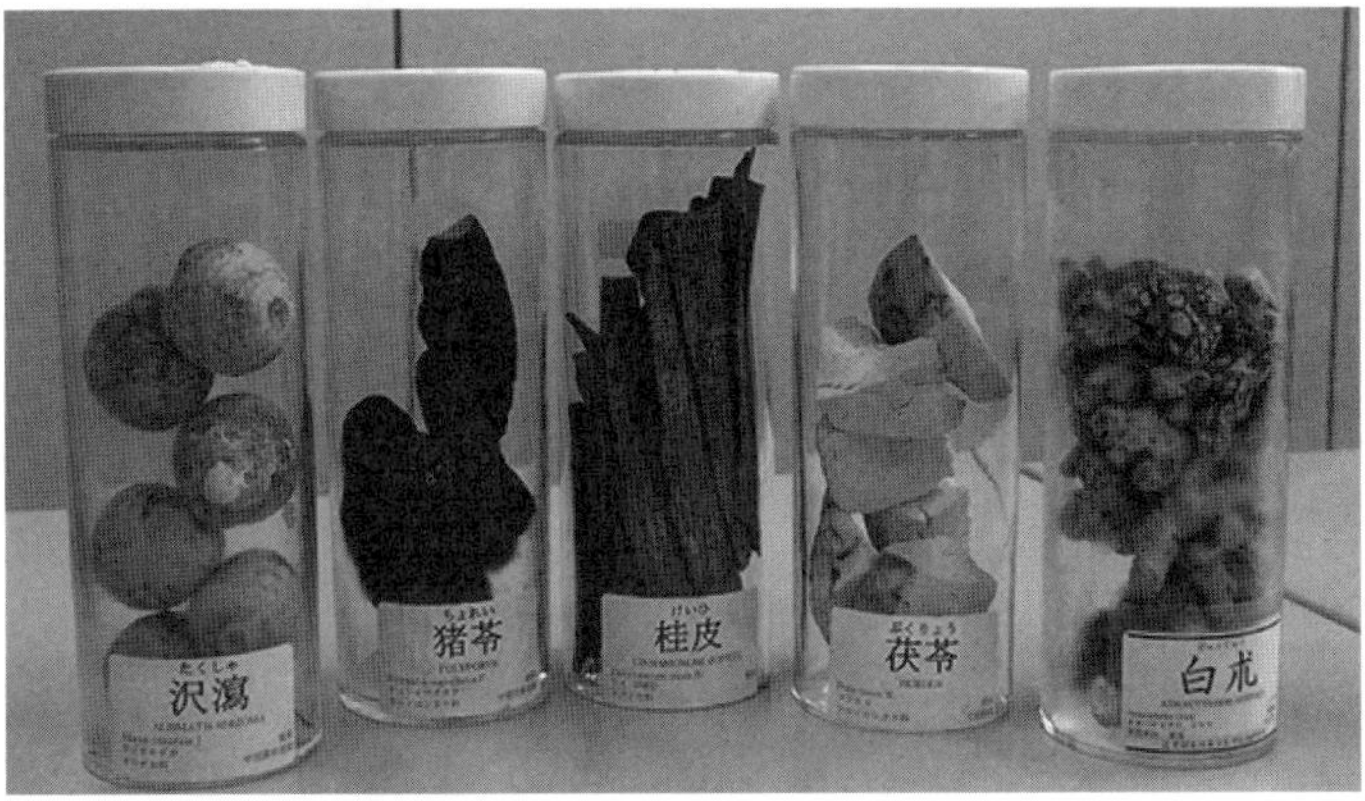

北里大学 東洋医学総合研究所所蔵の生薬。

「五苓散は、沢瀉《タクシャ》、猪苓《チョレイ》、茯苓《ブクリョウ》、白朮《ビャクジュツ》、桂皮《ケイヒ》の5つの生薬（図1）から成る漢方薬で、慢性的な頭痛にも処方されます。五苓散はむくみ、口渇、下痢、嘔吐、排尿困難といった〝水毒〟に効果があります。これらの症状は、『口は渇いているのに、足はむくんでいる』といった、体内における水の偏在からくるものです。五苓散は体内の水の流れを整え、水分の分布を均等にする効果があるのです」

むくみ、口渇、下痢、嘔吐、排尿困難……まさに二日酔いの朝にありがちな症状ではないか。実際に五苓散を使っていると、特にむくみに効果があると感じている。

星野さんは、「五苓散は体質をあまり選

ばず、多くの人に飲んでいただける漢方薬です。二日酔いでも、水毒が原因となる軽めの症状のときに適した漢方薬です」と話す。また、五苓散は漢方で「霍乱《かくらん》病」に分類されるノロウイルスをはじめとする感染症の際に処方することもあるそうだ。

黄連解毒湯は〝解毒剤〟として働く

「五苓散と並んで、二日酔い・悪酔い対策に使われるのが黄連解毒湯です。この漢方薬は、黄連《オウレン》、黄芩《オウゴン》、黄柏《オウバク》、山梔子《サンシシ》の4つの生薬から成っています。黄連解毒湯は、酒毒を消す、つまり解毒剤的な役割をしてくれます。黄連解毒湯は、熱による炎症を抑えるのに用いられる薬です。一般的には解熱、のぼせ、赤ら顔、アトピー性皮膚炎などの改善のために処方されます。胃腸などの消化器系の炎症を抑えますので、二日酔いによる胃の不快感、それに頭痛などの緩和にも役立ちます。飲み過ぎ全般に効果的です」

星野さんによると、黄連解毒湯は、お酒を飲んで赤くなる、体が熱くなるタイプの方に向いているという。

みぞおちのつかえ、吐き気に半夏瀉心湯

星野さんによると、黄連、黄芩が入っている漢方薬は、芩連剤《ゴンレンザイ》と呼び、解毒薬になるのだという。この2つが入った漢方薬に**半夏瀉心湯**《ハンゲシャシントウ》があるが、これも飲み過ぎによる諸症状に効くという。半夏瀉心湯は黄連《オウレン》、黄芩《オウゴン》、半夏《ハンゲ》、乾姜《カンキョウ》、人参《ニンジン》、甘草《カンゾウ》、大棗《タイソウ》の7つの生薬から成る漢方薬だ。

「半夏瀉心湯は、逆流性食道炎、慢性的な吐き気、下痢などの症状で処方します。この薬は、飲み過ぎ、食べ過ぎによって、食べたものが胃から食道に逆流して心窩部（みぞおち）がつかえた感じがする、吐き気がするといったやや症状が重いときに効果的です。また、二日酔いで下痢になったときにも有効です」

なお、星野さんによると、大まかに「水毒による軽めの下痢なら五苓散」「症状が重い熱性の下痢には半夏瀉心湯」がいいと話す。

黄連解毒湯と半夏瀉心湯はすぐにでも薬箱に常備したいくらいだが、星野さんは「芩連剤に分類されるこの2つは、体質により向き不向きがあります。芩連剤は『体の熱を冷ます』『炎症を鎮める』効果が強いので、寒がり、冷え性の方には向きません。また、人によっては微熱が出たり、慢性的な倦怠感といった副作用が出ることもあります。問題が起こることは多くはありませんが、医師に相談することをお勧めします」

漢方薬には普通に薬局で市販されているものもあり、これらは診断なしで購入できる。ネットで検索すると黄連解毒湯、半夏瀉心湯ともに通販で手軽に買えるが、最初に試す際は、やはり医師に相談するほうがよさそうだ。

また、市販の漢方薬と病院で処方される漢方薬とは、(一部例外もあるが) 量に違いがあるのだと星野さんは話す。

「市販の漢方薬のように診断なしで買えるものは、一般的に処方薬の約3分の2の量しか入っていません。つまり処方薬よりも効き目が弱い傾向にあります。また処方薬に比べ割高なので、かかりつけの医師に相談して処方してもらったほうが経済的です。かかりつけの医師がいない場合は、漢方内科のある病院を受診し、普段から飲んでいる薬や、自身の体質を考慮した上で、自身に合った漢方薬を処方してもらうことをお勧めします」

漢方薬はメーカーにより違いがある?

処方薬といえば、私は今、某有名メーカーの五苓散をかかりつけ医に処方してもらっている。しかし人によっては、同じ漢方薬でもメーカーが違うと「効果が得られない」と言う人もいる。メーカーによりばらつきはあるのだろうか?

「メーカーによって、生薬を仕入れる産地や、栽培方法が異なることがあります。名前が同じだからといって、効果が同じとは限りません。もし効果が薄いと思ったら、メーカーを変えるという手もあります」

最後に、星野さんは一つ注意してほしいことがあると話す。

「漢方薬を事前に飲むことで、酔わない気になる、酔いが回るのが遅くなるという人がいます。それなのに、結局、酔うまで飲むから、飲み過ぎてしまうことがあるので注意しましょう」

いくら漢方に効果があるといっても限度がある。飲み過ぎないに越したことはない。

注1　豚などの肝臓に消化酵素を加えて加水分解したもの。アミノ酸やペプチドを含む。

「酢酸菌酵素」という ニューフェース現る

答える人：奥山洋平さん
キユーピー研究開発本部

飲む前に飲む「助っ人」といったら、一般にウコンや肝臓水解物のほか、五苓散などの漢方薬も知られている（168ページ参照）。ところが、これらに該当しない「助っ人」があるという。それが「**酢酸菌酵素**《さくさんきんこうそ》」だ。数年前からサプリメントとして販売されている（図1）。

しかし、「酢酸菌酵素」と言われても、多くの人はご存じないだろう。私も最初に聞いたときは、何のことかさっぱり分からなかった。

酢酸菌酵素の力に着目し、サプリメントにしてしまった人、それがキユーピー 研究開発本部の奥山洋平さんである。キユーピーといえば、言わずと知れたマヨネーズやドレッ

図1　酢酸菌酵素サプリ

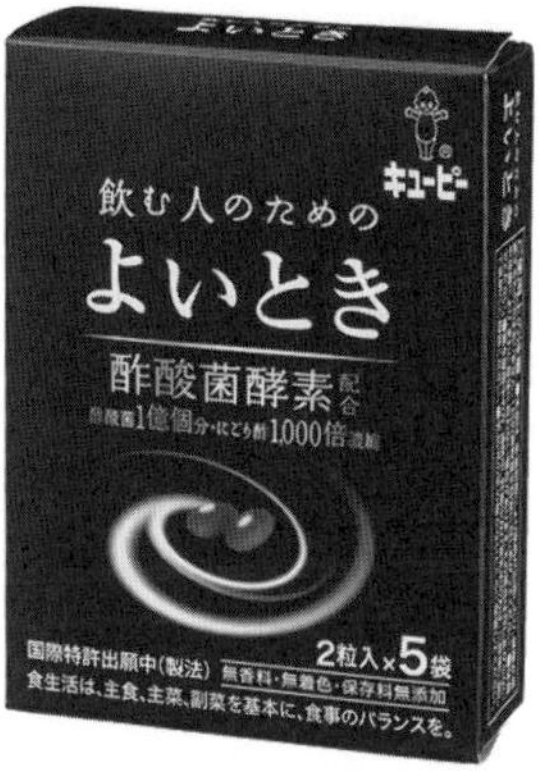

キユーピーの酢酸菌酵素配合商品「飲む人のための『よいとき』」(2016年発売)。

シングで知られる有名企業。なぜキユーピーがお酒のサプリメントを？ そして本当に効くの？ と思われる方が多いだろう。

この謎のサプリ、いったいいかなる存在なのか。その中身と作用の仕組みを確認せねばなるまい。キユーピーの奥山さんを直撃して話を聞いた。

体内のアルコール分解と、お酢の製造プロセスは同じ!?

「お酢の主原料はアルコールです。バルサミコ酢がワインから作られるように、お酢はお酒から作られるのです。そして、アルコールからお酢の成分である酢酸を作る際に菌の力を借りるのですが、その菌こそが酢酸菌です。酢酸菌の周りに酢酸菌酵素がついていて、これがアルコールを酢酸に変える働きがあるのですよ」

アルコールが酢酸に変わるというのは、体内でアルコールが分解されるプロセスと実は同じだ。86ページで解説しているように、体内に入ったアルコールは、肝臓でアルコール脱水素酵素（ADH1B）によりアセトアルデヒドに分解され、さらにアルデヒド脱水素酵素（ALDH2）により酢酸に分解される。

「先ほど酢酸菌酵素が、アルコールを酢酸に変えるとお話ししましたが、この酢酸菌酵素というのはアルコール脱水素酵素（ADH1B）とアルデヒド脱水素酵素（ALDH2）そのものなのです。アルコールから酢を作るときも、体内でアルコールを分解するのも、実は同じ仕組みなのです」

何と！　これは驚きである。ADH1BやALDH2によって分解されるというのは、あくまで肝臓の中だけの話で、食卓に並んでいるお酢を製造する過程と同じだとは思いもよらなかった。

そして、キユーピーが発売しているサプリメント「飲む人のための『よいとき』」の中身は酢酸菌酵素、つまりアルコール脱水素酵素（ADH1B）とアルデヒド脱水素酵素（ALDH2）である。確かに、商品パッケージの背面にある「原材料名」の欄を見ると、しっかり「アルコール脱水素酵素」「アルデヒド脱水素酵素」とある。何という発想の転換。これまでウコンや肝臓水解物など、「肝臓がんばれ成分」を主体にした健康食品は見てきたが、「外から2つの酵素を足す」というものは初。実に斬新である。

そもそも、奥山さんが酢酸菌酵素を使ったサプリを開発するきっかけは、キユーピーで酢を製造するプロセスから閃《ひらめ》いたことなのだそうだ。

「マヨネーズを作る際、材料としてお酢を使います。キユーピーでは50年以上前からマヨネーズに使用するお酢を自社で製造しています。アルコールに酢酸菌を加えるとお酢になるのを見ているうち、この酢酸菌の力を応用できないかと思ったのがきっかけです」

血中アルコール濃度が3割程度抑えられた

奥山さんによると、酢酸菌の表面にアルコール脱水素酵素と、アルデヒド脱水素酵素が存在していて、酢酸菌とアルコールが接触することで、アルコールが酢酸に変化するそうだ。実際、目に見えない分子レベルで調べると、酢酸菌の表面にアルコール脱水素酵素とアルデヒド脱水素酵素が並んで存在していて、1秒足らずの間にアルコールを酢酸に変えているのがよく分かるという。

「酢酸菌が持つ2つの酵素のうち、特に活性が強いのがアルデヒド脱水素酵素です。アルコールを酢酸に変える微生物はほかにもいますが、酢酸菌の力は断トツです。酢酸菌は自分の周りに抗菌性の高い酢酸を作ることで自分のテリトリーを作ってほかの微生物から身を守り、何千年もの間、生き残ってきたのです」

ここまでの説明で、酢酸菌酵素がアルコールを酢酸に変える能力が高いことはよく分かった。では、実際の効果はどうなのだろうか。

奥山さんは女子栄養大学との共同研究で、日常的に飲酒習慣のある40〜60代の健康な成人男性7人を対象にした試験を行っている。その結果、同じ対象者の酢酸菌酵素を摂取しない状態に比べ、摂取した場合は体内の血中アルコール濃度が有意に低下し、30%程度抑えられることが分かった（図2）。

前半戦と後半戦で、2回に分けて飲むという手も

では、これを「いつ飲めば」、酢酸菌酵素の恩恵をより多く享受できる可能性が高いのだろうか。

図2　飲酒後の血中アルコール濃度の推移

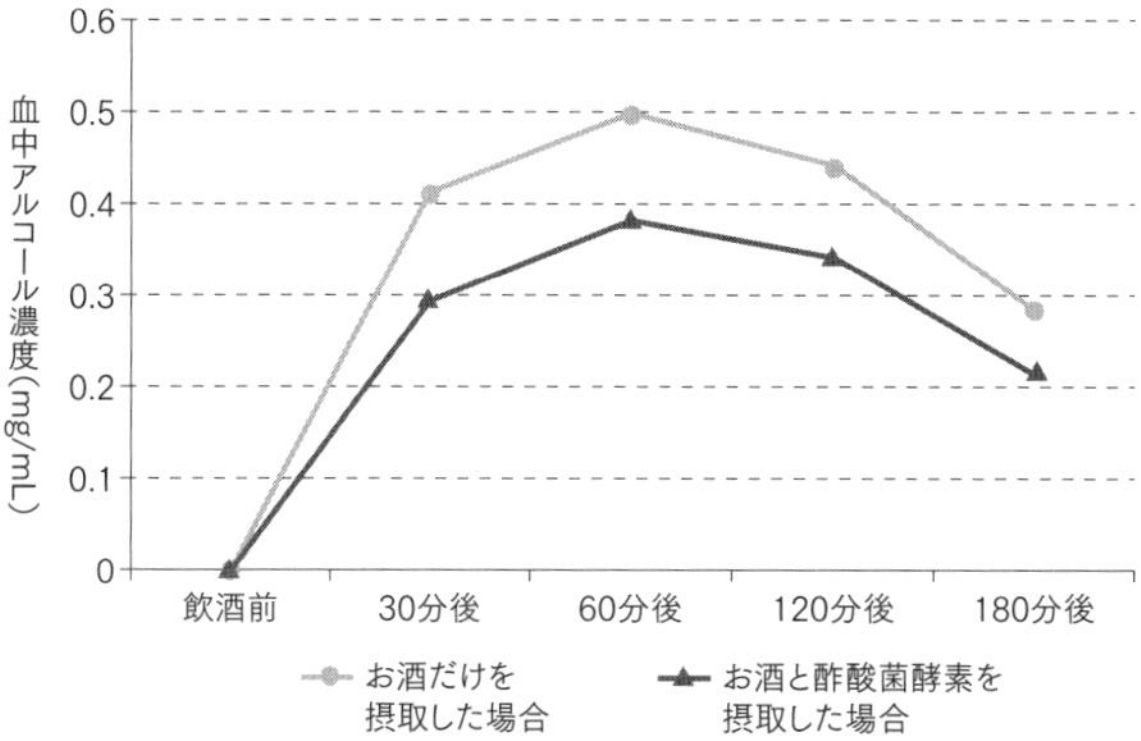

同じ内容の食事をした2時間後、酢酸菌酵素を配合したカプセルと、アルコール含有飲料（体重当たり0.5gのアルコールを含む）を摂取してもらい、摂取前と摂取後30分、60分、120分、180分の呼気アルコール濃度と血中アルコール濃度を測定した。さらに同じ対象者で別の日に、酢酸菌酵素を含まないカプセルを摂取し、同様に血中アルコール濃度を測定した。（女子栄養大学 田中明教授との共同研究、日本食品科学工学会第62回大会（2015年）で発表したデータ）

「要は、胃に食物が停滞しやすい条件で、アルコールと酢酸菌酵素がよく混ざるようにするとよいと考えられます」と奥山さんは話す。胃が空っぽの状態より、胃に食べ物、特に油分があったほうがサプリメントの滞留時間が長くなる。つまり、アルコールと接する時間が長くなるわけだ。

奥山さんの研究データから、酢酸菌酵素を飲んでから3時間くらい効果が続くと考えられる。長い飲み会のときなどは、最初の乾杯時と、後半戦の2回にわたって飲むのも手だろう。

注意したいのは、このサプリメントは体の負担を軽減するものであって、このサプリメントを飲めばアルコールを飲めない人が飲めるようになったり、際限なく飲めるようになるわけではない。「サプリメントはあくまでも補助」ということを肝に銘じておきたい。

お酢を飲めば酢酸菌酵素を体内に取り込める？

最後に、話を聞いているうちに浮かんだ疑問を奥山さんにぶつけてみた。アルコールに酢酸菌を入れてお酢を作るのだから、お酢を飲めば酢酸菌酵素を体内に取り込めるのではないだろうか？

「残念ながら、市販の酢では基本的に酢酸菌酵素は摂取できません。確かにお酢は、昔から貴族の間で薬として珍重されてきました。江戸時代の文献『随息居飲食譜』を見ると、お酢はお酒の酔いざましに良いという記述も見られます。また、イタリアでも、お酒を飲む際、酔いざめがいいようにと、バルサミコ酢を一緒にとる人がいるそうです。ただし、ろ過や加熱殺菌されていない生のにごり酢なら酢酸菌酵素が残っており、多少なりとも期待できる可能性がありますが、市販の酢は加熱・ろ過によって酢酸菌酵素を取り除いています」

そうか、残念だが、普通に台所にあるお酢を飲んだからといって、酢酸菌酵素を摂取できるわけではないのだ。

また、アルコールを目に見えるレベルで分解するには、大量の酢酸菌酵素が必要になる。奥山さんは試行錯誤を続け、ようやく酢酸菌酵素を高濃度に含む独自のにごり酢を大量生産する方法を確立した。サプリメント「よいとき」に含まれるのは、にごり酢を1000倍に濃縮したものだという。

「ここぞ」というときの長丁場の飲み会で、試してみてはいかがだろうか？

芋焼酎と日本酒、ビール、食後血糖値上昇が低いのはどれ？

答える人：乾明夫さん
鹿児島大学大学院医歯学総合研究科

鹿児島といえば**芋焼酎**。多くの酒飲みがこう考えるほど、鹿児島と芋焼酎の関係性は深い。鹿児島で「酒」といったら日本酒ではなく、芋焼酎のこと。以前、鹿児島で行われた結婚式に出席した際、円卓に置かれた徳利の中には、日本酒ではなく芋焼酎が入っていて、たまげたことがあった。

薩摩隼人たちの飲みっぷりのよさにも驚いた。最初はビールからと思いきや、いきなり芋焼酎という方も珍しくない。3人も集まれば、あっという間に4合瓶（720mL）が空になる。芋焼酎はもちろん、食事もガッツリ食べるし、とにかく豪快。さすがである。

ご存じの方も多いと思うが、本格焼酎は「糖質ゼロ」だ。これは、同じ蒸留酒であるウイスキーやウオッカもそう。そういえばドクターの中には「肥満が気になる方は、日本酒より本格焼酎を飲みなさい」と勧める方もいる。

そんな芋焼酎にうれしい健康効果があるという研究結果が、2016年に地元・鹿児島大学から発表された（注1）。「食中酒として飲む芋焼酎は、ほかのお酒より食後の血糖値の上昇を抑制する」というのだ。

20ページでも解説しているように、血糖値が高い状態が続くのが糖尿病だ。血糖値を下げるホルモンであるインスリンの働きが悪くなり、血液中のブドウ糖を細胞へ取り込むことが阻害されるため、血糖が高い状態が続く。こうなると、体内の大小の血管がダメージを受け、多くの合併症を罹患するリスクを負うことになる。

最近では、食後に一時的に高血糖になる、いわゆる「食後高血糖」のリスクも知られるようになってきた。糖尿病と診断されていなくても、食後高血糖になる人は心筋梗塞などの死亡リスクが上昇するという報告も出ている（注2）。

酒好きの人の中には高血糖の人も多い。食中酒として優秀な芋焼酎が、食後の血糖値の上昇を抑えてくれるなら朗報だ。

そこで、研究を統括した鹿児島大学大学院医歯学総合研究科 漢方薬理学講座 特任教授の乾明夫さんに話を聞いた。

大学スタッフが郷土の宝・芋焼酎のために立ち上がる

「鹿児島大学は全国唯一の焼酎学講座が開設された大学で（現在は、焼酎・発酵学教育研究センター）、焼酎についての研究も盛んに行われています。そして、私が糖尿病、肥満などを専門としていたことから、芋焼酎の健康面での機能性に注目しました。特に糖代謝にいい影響があるのではないかと考えたわけです。鹿児島は何を食べてもおいしいので、つい食べ過ぎてしまいます。さらに、車社会で慢性的に運動不足になりがちなので、実は肥満の方が多いのです」

確かに鹿児島の料理は基本的に甘い味付けのものが多い。名物のさつま揚げも甘いし、そもそも醤油自体が甘い。それでもって肉も魚もおいしくって（ご存じの通り鹿児島は畜産王国）、車で移動することが多いとなれば、そりゃ気をつけなければ太る。厚生労働省が2017年に発表した糖尿病の死亡率（人口10万人対）を見ると、何と鹿児島はワースト6位となっている（2016年の人口動態統計のデータ）。こうしたバックグラウンドがあり、乾さんたちは芋焼酎の健康効果について研究を始めたわけだ。

まず、乾さんたちが行った研究の内容を説明しよう。実験の被験者は30～50代の男女6人。「郷土の宝」である芋焼酎のため、鹿児島大学のスタッフが被験者となった。

測定したのは、食事（夕食）とともにお酒を飲んだ際の、食後の血糖値の変化だ。食事をすれば当然、食後に血糖値は上昇する。一緒に飲んだお酒の種類によって、これがどう変化するかを調べた。つまり、食中酒としての効果の違いを見ていこうというものだ。

芋焼酎との比較対象は、水、ビール、日本酒の3種。飲酒量は、芋焼酎（アルコール度数15％）は333mL、ビール（同5％）は1000mL、日本酒（同15％）は333mLで、純アルコール量はいずれも40ｇと同等になるように調整してある。ちなみに、1日当たりの推奨飲酒量は、純アルコール量で20ｇなので、今回の飲酒量はほぼ倍と、ややアルコール量が多い印象だが、そこは酒豪が多い鹿児島ならではだろう。

飲酒後の血糖値の測定は1週間に1度実施した。検査日は鹿児島大学病院に入院してもらい、食事（約710kcal）とともにそれぞれのお酒を飲んでもらった。そして、食事前（空腹時）、食事1時間後、同2時間後、同12時間後の血糖値、インスリンの分泌量を測定した。同時に被験者の脳波も12時間計測した。

その結果、食事摂取後の血糖値の上昇は、ビールが最も高く、次に水、日本酒となり、芋焼酎が最も低くなった（図1）。乾さんは、「芋焼酎は、糖質・カロリーともにゼロの水

図１　血糖値とインスリン分泌量の変化

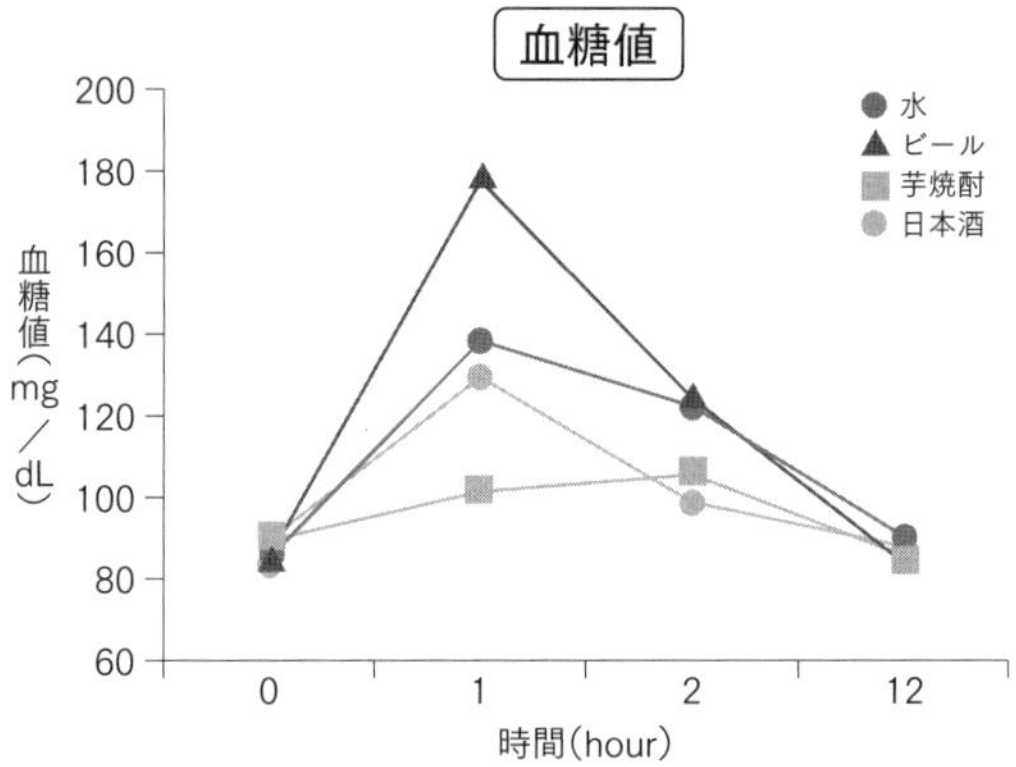

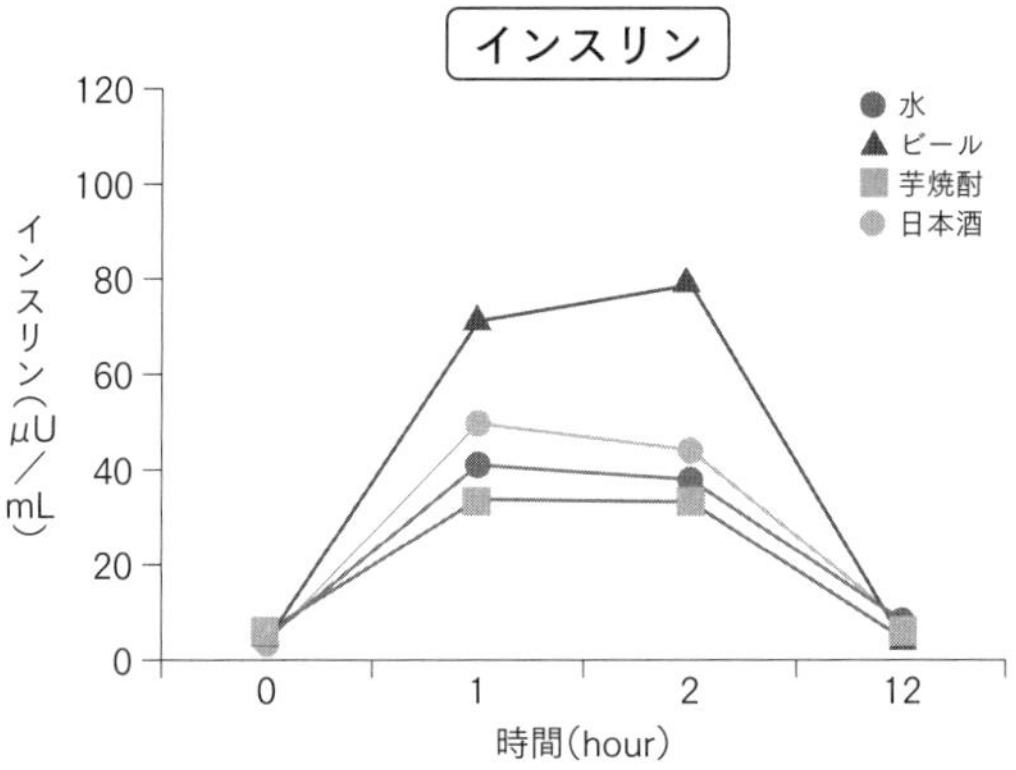

食事とともにビール、芋焼酎、日本酒、水を飲んだときの、血糖値とインスリン分泌量の変化。芋焼酎は血糖値の上昇が低く、インスリンの分泌量が少なかった。（PeerJ. 2016; DOI 10.7717/peerj.1853.）

より、血糖値の上昇が抑えられているのがポイントです。特に、食事をして1時間後という比較的早い時期での血糖値の上昇を抑えています」と話す。

「インスリンの分泌量を見ると、芋焼酎を飲んだ際のインスリン分泌量は最も少ないという結果になりました。この結果から、芋焼酎に含まれる何らかの成分により、インスリンの感受性がよくなり、糖の取り込みを促進させているのではないかと考えられるわけです」

乾さんは現在、血糖値抑制に関与していると思われる芋焼酎の成分の特定を進めている。複数の有効成分が考えられるそうだが、「研究途中で、現段階では特定できていません。特に、インスリンの感受性を高めると考えられる成分についてはまだ分かっていない」という。残念ながらその仕組みについてはまだ明らかになっていないわけだ。

どのくらい飲めば効果が出るのか？

なお、最近乾さんが注目しているのが、芋焼酎の**香気成分の一つであるゲラニオール**だ。ゲラニオールは、植物のゼラニウムから発見された香気成分でバラのような香りがある。「ゲラニオールは、消化管ホルモンの一種であるＧＬＰ－１（注３）の分泌を介し、インスリンの分泌を促している可能性があります」

芋焼酎の香気成分にはさまざまな効果が期待できそうだ。以前、私が取材して書籍『酒好き医師が教える最高の飲み方』でも紹介したように、本格焼酎の香気成分であるβフェニルエチルアルコールが、血栓の溶解を促進させることも分かっている。また、鹿児島大学の実験によると、芋焼酎の香気成分の一つであるリナロールは痛みを和らげる効果も期待できるという。

まだまだ分からないことが多いとはいえ、芋焼酎にはいろいろな面で健康効果が期待できそうだ。これで、安心して芋焼酎を飲むことができるというものだ。

しかし、気になるのは、「どのくらい飲めば効果が出るのか？」ということである。

「やはり純アルコールにして20ｇ（アルコール度数25度の本格焼酎に換算して１００mL程度）、いわゆる適量をお勧めします。本格焼酎は低カロリーで糖質ゼロですが、やはり過ぎたるは何とやら……です」

今後、乾さんは、芋焼酎に含まれる有効成分の特定を進めるとともに、蒸留方法、原材料など芋焼酎についてより詳しく検証し、機能性をより高めるための研究をしていく計画だという。

注1　PeerJ. 2016; DOI 10.7717/peerj.1853.

注2　Diabetes Care. 1999;22:920-924.

注3　GLP-1（グルカゴン様ペプチド-1）は消化管ホルモンの一種で、インスリンの分泌を促す働きを持つ。さらに、胃からの排出を遅らせる働きがある。

白ワイン

白ワインも低糖質！そして赤より殺菌効果あり？

答える人：佐藤充克さん
山梨大学ワイン科学研究センター

すっかり日本の食卓酒として定着したワイン。私自身、日本酒、本格焼酎が専門なだけに、ワインの知識はあまりないものの、ワインは日常的に飲んでいる。

私は赤よりも白派、さらにはスパークリング派である。冷蔵庫には必ずと言っていいほど白かスパークリングが冷えている。厳しい暑さが続く季節は、キリッと冷えた白ワインが最高。さらにはスパークリングからスタートするならなお良しだ。

近年の日本のワインの消費量を見てみると、２０１７年のワインの出荷数量は10年前の約１・５倍となっており、ほぼ右肩上がりで伸びている。20年くらい前に大ブームになったときのように、ニュースで騒がれるようなことはないが、着実に消費は伸びているのだ。

また昨今、日本ワインも人気だ。雑誌などでも特集が組まれているし、レストランや酒店などでも見かける機会が増えたように思う。実際、2018年3月時点での国内のワイナリー数は303と、前年より20も増えているという（国税庁の調査による）。日本産のワインが海外で高い評価を得ることも出てきており、ますます期待ができそうである。

夏にピッタリの白ワインだが、健康効果は？

さて、暑い季節にピッタリの白ワインだが、健康効果という点ではこれといった話をあまり耳にしたことがなく、赤ワインに押されて、ちょっと影が薄いように思う。

前の書籍『酒好き医師が教える最高の飲み方』にも書いたように、赤ワインは抗酸化作用を持つポリフェノールを豊富に含み、動脈硬化などを防ぐ効果が期待されるほか、認知症の予防効果、さらには寿命を延ばす可能性があるという報告があるなど、健康効果は盛りだくさんだ。

それに比べ、白ワインときたら赤ワインほど、派手にスポットライトが当たったことがない。白ワイン派としては、何としても赤ワインに負けないような健康効果があるか探ってみたいものである。

また、私が白ワイン派なのは、味の好みもさることながら、なぜか赤ワインを飲むと、翌日に残ったり、ひどい頭痛になることが多いからだ。白ワインやスパークリングワイン、それに、本格焼酎や日本酒などを飲んでも頭痛に悩まされることは、飲み過ぎない限りまずない。これは何か理由があるのだろうか。

そこで、白ワインの健康効果、そして赤ワインと悪酔いの関係について、メルシャン酒類研究所を経て、山梨大学ワイン科学研究センターでポリフェノールの研究を行っている佐藤充克さんに話を聞いた。

作り方の違いがポリフェノールの量に影響

「赤ワインの原料は黒ブドウ、白ワインの原料は白ブドウです。白ワインの原料になる主な品種には、シャルドネ、ソーヴィニヨン・ブラン、リースリング、甲州などがあります。ワインは、ブドウを酵母によりアルコール発酵させてできたお酒ですが、実は赤ワインと白ワインでは、原料だけでなく、製造方法が異なるのです。これがポリフェノールの量などに関係します（注1）」と佐藤さんは話す。

具体的には、「赤ワインはブドウの実、果皮、種も一緒に仕込み、発酵させるのに対し、白ワインは収穫したブドウを破砕した後、圧搾機で搾ったブドウ果汁を発酵させます。ブドウのポリフェノールは主に果皮や種に多く含まれています。果皮に3割程度、種に7割程度で、果汁に少量含まれますが少ないのです。白ワインに比べ、赤ワインにポリフェノールが多いのは、果皮も種も使って仕込むからです」だという。

なるほど、ポリフェノールの量に違いが出るのは製造方法の違いによるものだったわけだ。ポリフェノールとは、植物が光合成によって生成する色素や苦味の成分。活性酸素を撃退する抗酸化物質として、健康効果が知られている。

「ワインの健康効果の中核的な存在がポリフェノールです。ポリフェノールはお茶やチョコレートをはじめ、さまざまな食品に含まれていますが、圧倒的に赤ワインの含有量が多く、緑茶の数倍程度含まれています」

実際、佐藤さんはさまざまなワインのポリフェノールの含有量を計測している。そのデータによると、白ワインに含まれるポリフェノールは300～700ppm程度で、**赤ワインの半分から数分の1程度**なのだという。

ポリフェノールが少なめだが、性能がいい！

白ワイン派としては悲しいことだが、健康効果の面ではやはり赤ワインに軍配が上がってしまいそうだ。落胆する私に、佐藤さんはこうフォローしてくれた。

「確かに白ワインのポリフェノールは、赤ワインに比べ、量は少ないです。しかし量は少なくても、その性能は赤ワインに勝る部分があります。それは**体に吸収されやすい**ということ。白ワインに含まれるポリフェノールは、赤ワインのポリフェノールに比べて分子が小さく、そのため吸収されやすいのです。つまり、量は少ないけれど性能がいいのです」

なお、日本の甲州種という品種はポリフェノールの含有量が多く、健康効果が期待されているのだという。

白ワインのポリフェノールが体に吸収されやすいとは朗報である。甲州種とは日本固有のワイン用のブドウで、８００年の歴史を持つ。昨今では甲州種を使った日本ワインが国際ワインコンクールで入賞するなど注目を集めている。これは期待大ではないか。

では白ワインのポリフェノールの効果を、最も効果的に得る方法はないのだろうか？

「それは**食事の最初に飲む**ことです。最初に白ワインを飲むと、早くからその抗酸化作用などを得ることができます。一般に、フレンチやイタリアンでは、前菜と一緒に白ワインを飲み、赤ワインは食事の後半で飲みますよね。あれは実に理にかなった飲み方なんです」

前菜で出るものは、魚介類も多く、こってりした味付けのものは少ないから、白ワインのほうが食べ合わせがいいとは思っていた。だが、それだけでなく、健康効果の面からも推奨できるものだったとは！「昔から行われてきたことで、今もなお残っていることはきちんと意味があるんですよ」と佐藤さんは笑う。

また、ポリフェノールの含有量について、白ワインは赤ワインと比べれば少ないものの、ほかの酒と比べると多いのだという。「白ワインは赤ワインよりポリフェノールが少ないのは確かですが、それはあくまで赤ワインと比較したときの話です。日本酒にはポリフェノールはほとんど含まれていませんし、ビールも少量です。それらに比べれば白ワインのポリフェノールは断然多いといえます」

白ワインは強力な殺菌効果がある！

「白ワインを先に飲むといい理由はもう一つあるんです。白ワインに含まれる酒石酸、リンゴ酸などをはじめとする有機酸には、**強い殺菌力**があることが知られています。有機酸はアルコールとともに相乗的に働き、効果を発揮してくれます。特に赤痢菌、サルモネラ菌、大腸菌など、食中毒を引き起こす菌に有効です。具体的にはサルモネラ菌を10分、大腸菌を20分で、10万個以上の菌を数個にまで減少させます。殺菌力に関しては、赤ワインよりも断然優れています。赤ワインの半分の量で同等の殺菌効果が得られます」

白ワインには生牡蠣をはじめ、魚介類を合わせることが多いが、これもまた理にかなった飲み方だったわけだ。

また白ワインは「腸内環境を整える効果もある」と佐藤さん。腸内環境と言えば、今、医学界で注目されているキーワード。腸は「第二の脳」とも言われ、腸内環境はさまざまな病気にも影響すると言われている。ワインに多く含まれる酒石酸、乳酸などの有機酸には、腸にいい効果があるのだという。

「特に有効なのが酒石酸、ワインに含まれる有機酸の一種です。コルクを抜いた際、コルクの裏に結晶のようなものがつくことがありますが、それが酒石酸です。酒石酸は体内での吸収が悪いため腸まで届き、腸内細菌群のバランスを整えます。それによってビフィズス菌をはじめとする善玉菌が増え、腸内環境が整うというわけです。免疫力にも影響するだけでなく、便通などの改善効果も期待できます」

腸内環境の大切さが叫ばれている今、これは朗報である。佐藤さんはまた「赤ワインも一緒に飲むとなお良い」と話す。赤ワインに含まれるポリフェノールは、腸内環境にいいのだという。

「赤ワインに含まれるポリフェノールは食物繊維に近い効果があるのです。赤ワインのポリフェノールは分子量が大きく、そのままでは腸に吸収されません。このポリフェノールは腸内の善玉菌のエサになります。善玉菌は、ポリフェノールを分解して、分子量が小さいフェノールとなり、カラダに吸収されやすくなります。白ワインは早々に効果を得ることができますが、赤ワインは持続して長く効果が得られるという特徴があります」

食事の最初に白ワインでさっさと効果を得た後、持続性のある赤ワインで効果を長ーく持続させる。フレンチやイタリアンのコースの場合、白赤どっちも飲むこともまた、理にかなった飲み方だったわけだ。

白ワインの健康効果はまだまだ終わらない。

「白ワインはカリウムを豊富に含んでいます。カリウムには利尿効果があり、それによって新陳代謝が活発になります。また尿と一緒にカラダのナトリウム（塩分）を排出する働きがあるため、血圧が下がる効果も期待できます」

このほか、先ほど挙げた甲州種を使った白ワインには天然保湿成分のアミノ酸、プロリンが多量に含まれていると佐藤さんは話す。

「含有量はヨーロッパのブドウ品種で作った白ワインと比較すると、2～3倍程度にもなります。プロリンは破壊されたコラーゲンを修復する効果があり、肌に潤いをもたらしてくれます」

美肌効果というと、日本酒がよく知られているが、白ワインにもあったとは！　しかも日本固有のブドウ品種というところが興味深い。

白ワインも低糖質だった！

白ワインの健康効果も充実していることがよく分かった。だが一つ気になるのは、白ワインの糖質である。

佐藤さんは、糖質を気にする人こそワインがお勧めだと話す。あまり知られていないが、ワインは醸造酒の中でも糖質が少ないのだという。「ワインの成分で特徴的なのは、有機酸が多い一方で、糖質が少ないことです」

文部科学省「日本食品標準成分表2015年版（七訂）」のデータでは、赤ワイン、白ワインの糖質は100g当たりそれぞれ1・5、2・0gとなっている。一方の、日本酒は3・6～4・9g、ビールは3・1～4・9g程度だから、ワインは大幅に糖質が少ないことが分かる。

ワインが低糖質なのはうれしいが、このデータを見る限り、今回のテーマとなっている白ワインは、赤ワインよりも糖質が高めだ。ビールや日本酒よりは断然少ないが……。

「確かに一部の安価な甘い白ワインは、赤ワインよりも糖質が多く含まれているものがあります。しかし、一般的な辛口の白ワインの糖質量は、赤ワインの糖質量とほとんど変わりません。低糖質なのは、白ワイン、赤ワインとも共通に言えることです。辛口と表示がある白ワインを選ぶようにするといいでしょう」

ただし、「アメリカやチリなどのニューワールドのワインの中で安価なものには、甘味が強く、糖質が高いものもある」と佐藤さんは話す。特にアメリカは甘口が好まれる傾向にあるのだという。佐藤さんのお勧めの一つは、フランス・アルザス地方の白ワイン。「アルコール度数も低めで、上品な甘さでおいしく、評価が高い」そうだ。

スパークリングワインの健康効果は？

ところで、シャンパンなどのスパークリングワインの健康効果はどうなのだろう？ スパークリングワインは近年人気で、輸入量はここ10年で1・6倍に増えている。ぜひ知りたいところである。

「シャンパン（フランス）をはじめ、カヴァ（スペイン）やスプマンテ（イタリア）といった伝統的手法で製造されたスパークリングワインは、まず白ワインを作り（一次発酵）、その後、瓶やタンク内でもう一度発酵させます。これが二次発酵で、この過程で二酸化炭素が生じ、ワインに溶け込むわけです。ベースとなるのが白ワインですから健康効果も白ワインに近くなるのですが、酵母などを含んだ澱（オリ）と接している時間が長くなるため、ポリフェノールに加え、アスパラギン酸、ヒスチジン、リジンといった多くのアミノ酸成分が抽出され、その量が多くなります（注2）。つまり、スパークリングワインは、白ワインより健康効果は高いといえます。例えば、シャンパンの場合は、瓶内二次発酵の期間を最低でも15カ月とする義務があり、高級なシャンパンになると3年以上になります。それだけアミノ酸などの成分も多くなります」

なお、スパークリングワインの中でも安価なものの中には、白ワインに炭酸を後から追加したものがある。佐藤さんによると「この炭酸後入れタイプのスパークリングワインに関しては、アミノ酸が増える効果は期待できません」とのこと。

赤ワインだと悪酔いするのはなぜ？

最後に、白ワインだと悪酔いしないのに、赤ワインだと悪酔いすることがあるのはなぜかという疑問を佐藤さんにぶつけてみた。

「はい、ごく少数ですが、そういう方もいます。その原因は赤ワインの発酵プロセスで乳酸菌が生成するアミン類（注3）の一種であることが分かっています。赤ワインに限らず、漬物やチーズなど同じく乳酸菌を使って発酵する食品にはアミン類が含まれています。体内でアミン類を分解するには、特定の酵素が必要になるのですが、その酵素の活性レベルが低い方がいて、その場合、頭痛などを引き起こすのです。アミン類はフルボディの濃い赤ワインに特に多く含まれる一方で、多くの白ワインにはほとんど含まれていません」

なるほど、まさに私はこの酵素活性が低いのであろう。赤ワインとチーズのペアリングは向いていないのかも（号泣）。しかし物は考えよう。赤ワインで悪酔いし、懲りてしまった人でも、アミン類がほぼ含まれていない白ワインなら安心ということになる。

これまでの佐藤さんの話を伺って、白ワインにも確固たる健康効果があることを知り、白ワイン&スパークリング派としては大満足である。

ちなみに、白ワインは一般的に赤ワインよりアルコール度数が低いものが多い。

「白ワインはアルコール度数が高いもので12％程度で、ドイツのリースリングなどは９％程度です。一方、赤ワインは、特にアメリカなどのニューワールドのワインでは15％を超えるものも増えています」

９％と15％とは、かなりの違いだ。同じ量のワインを飲むなら、白ワインの方がアルコール量が少なくなるということ。逆に言えば、同じアルコール量に抑えたいなら、白ワインのほうが多く飲んでもＯＫということでもある。ささやかながらうれしい話だ。

注１　厳密には、白ワインは黒ブドウからも作ることができる。黒ブドウの果皮を含まないように搾汁した果汁を発酵させれば白ワインになる。

注２　フランスのロワール地方でミュスカデを使った白ワインを作る際、発酵が終わったワインを、オリを取り除かない状態で半年ほど熟成させる。この製法を「シュール・リー」と呼ぶ。甲州種を使った白ワインの製造にも導入されている。この製法で作ったワインは、酵母から抽出されるアミノ酸の量が増える。

注３　アミンは、アンモニアの水素原子を炭化水素基などで置換した化合物の総称。

グラス

グラスによってお酒の味はどう変わるか？

答える人：庄司大輔さん
リーデル

みなさんは自宅で酒を飲むとき、どんな酒器を使っているだろうか？

案外多いのが、旅先などで買ったお気に入りのグラスだ。もちろんこれも悪くはないが、酒は酒器で味が大きく変わると知ったら、「その酒に合ったグラスで、もっとおいしく飲んでみたい！」という思いが頭をもたげるのではないだろうか？

そう、酒の味は選ぶグラスによっておいしくもなれば、まずくもなる。どうせ飲むなら、やっぱりおいしいほうがいい。そこで、世界のワイン愛好家やレストランで愛用されているオーストリアの名門ワイングラスメーカーであるリーデルで、テイスティングマネージャーを務め、ご自身がソムリエでもある庄司大輔さんに話を聞いた。

高級ワインでもグラスを間違えるとおいしさ半減

ワイン好きならご存じの方も多いと思うが、ワイングラスにはさまざまな形状がある。リーデルが提供するワイングラスは、カベルネ／メルロー用、ピノ・ノワール用などをはじめとして、すべてのシリーズを含めると約160種類もあるという。小ぶりなもの、大ぶりなもの、すぼまりが強く丸っこいものから、縦長のものまで、実にさまざまなだ。

また、リーデルはワイングラスメーカーとして有名だが、実は日本酒（大吟醸と純米）専用グラスもラインナップに用意している。庄司さんによると、ワインはもちろん日本酒もグラスによって香りや味わいが変わってくるという。

「最近は、日常的にワインを自宅で楽しむ方が増えています。それはとてもうれしいのですが、その一方で意外と重要視されていないのがグラスです。みなさんが思っている以上にグラスはお酒の香味に影響を及ぼします。数万円もする高級ワインでも、グラスの選択を間違えるとおいしさは半減。お酒のキャラクターに合ったグラスを選ぶことが、そのお酒を最大限においしく飲むために重要なのです」

図1　ワイングラスの形

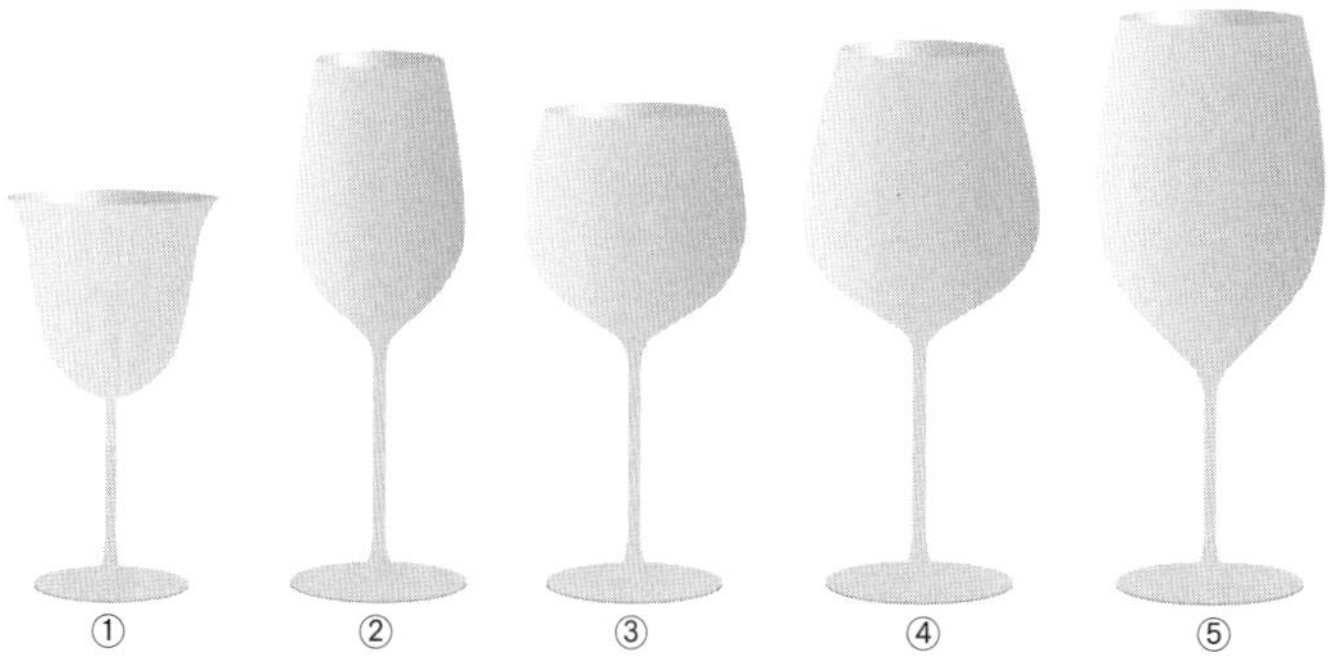

典型的なワイングラスのフォルム。①は口がラッパ型に開いた小振りな装飾重視のワイングラス。②は「リースリング／ジンファンデル用」のグラス。③は「樽で熟成させたシャルドネ用（オークド・シャルドネ)」。④は「ピノ・ノワール用」。⑤は「カベルネ／メルロ用」

庄司さんは、5つのタイプのワイングラスを例に説明してくれた（図1）。

1番はラッパ型のビジュアル重視のグラス。2番と3番は白ワイン用で、2番は中程度の大きさですぼまりのある縦型のグラス、3番はすぼまりが緩く、口径が大きく、丸みのあるやや大ぶりのグラス。4番と5番は赤ワイン用で、4番はすぼまりが強く、特にボウル下部に膨らみのある大ぶりなグラス。5番は縦長で大ぶりながら、すぼまりはそれほど強くはないグラスだ。

これら5つは、グラスの形状が見た目からして違うのは分かるが、この形状が味覚にどう影響してくるのだろうか？

「ワインの味の印象に大きく関わってい

るのは、**『お酒が舌の上をどう流れていくか』**です。最初に舌のどの位置でお酒をキャッチし、その後どう流れていくかによって、味の印象は大きく変わるのです。この『舌の上でのお酒の流れ方』を決定づけているのがグラス形状で、特に重要なのが『ボウル形状』なのです（図2）。ボウル形状によって、お酒を飲むときの顔、および舌の角度や状態が変わります。それに応じて、舌の上でのお酒の流れ方、言い換えると、舌の上でお酒を感じる場所が変わり、味の印象が変わるのです」

「すぼまりの強いグラスを使って飲もうとすると、顔は自然と上向きになるので、お酒は舌先から中心を通って直線的に奥へと流れていきます。この形状は、豊かな酸味のある辛口の白ワインや、軽めの赤ワインに向きます。一方、すぼまりの緩いグラスは、ワインを飲むときのグラスと顔がほぼ水平になるので、最初にお酒をキャッチするのは舌先を少し飛び越えたあたりになり、その後、舌の横方向にも広がっていくのが特徴です。こうしたグラスは酸味がやわらかでボリューム感のある白ワインや、フルボディの赤ワインと相性がいいのです」

そういえば、「舌の場所によって、感じる味覚が異なる」などと言われていたように思う。これは関係しているのだろうか。

「確かに以前は、舌先が甘味、舌の横が酸味といったように、舌に味覚分布図があると言

図2　グラスの形状とワインの舌の上での流れ方

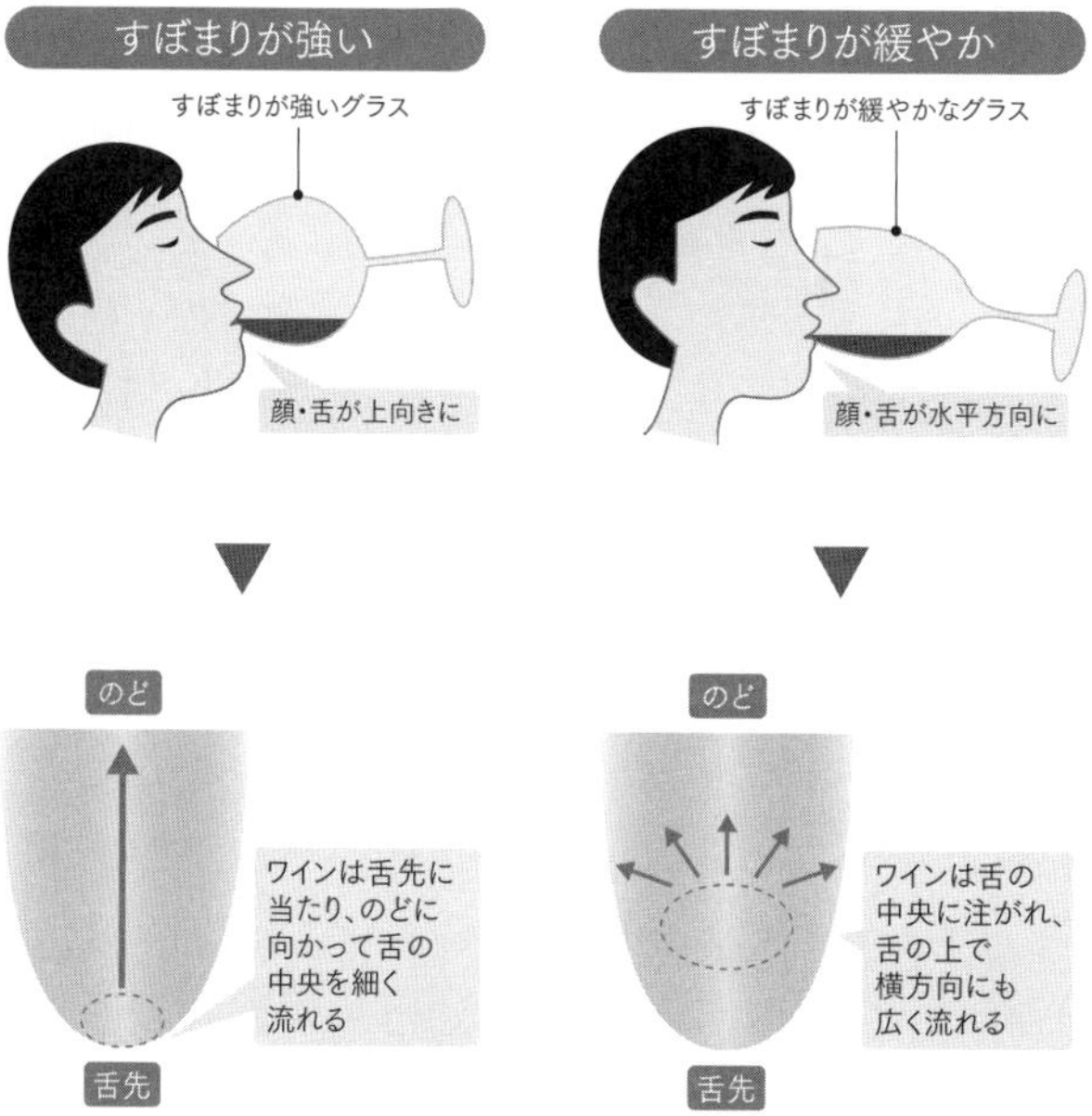

ワインの味の印象を左右するポイントが、舌のどの位置で酒をキャッチし、どう流れていくか。流れ方を決定づけるのが、グラスの形状で、特にグラスのすぼまり方が重要となる

われていました。しかし、最近の研究では、そこまで明確に、味覚ごとに感じる場所が分かれてはいないというのが定説になっています。リーデルでも以前は、セミナーなどで舌の味覚地図を使って説明していましたが、最近では使っていません。メカニズムこそ解明されていないものの、舌の上の酒の流れ方、広がり方によって味の印象は大きく変わります。グラス・テイスティングの受講者の方々も、実際に体験すると、たいていの方はその違いに驚かれます」

百聞は一見にしかず。まずはすっきり系の辛口白ワインに向く、2番のグラスでテイスティングを行ってみた。ここでグラスに注がれたのは、リースリングというブドウを使ったワイン。フランスのアルザス地方やドイツなどで栽培されている、メジャーな白ワイン用の品種だ。

同じワインとは思えない味の違いに驚き

2番のグラスで飲むと、自然と顔が斜め上を向き、それによって最初に舌の先端にワインが当たり、そのまま舌の奥へと直線的に流れてゆく。すると、豊かな酸味を感じつつ、果実味もしっかりと印象を残すので、全体のバランスがとても心地よい。

その余韻が冷めやらぬうちに、1番のラッパ型のグラスで同じワインをテイスティングしてみる。あれれ、酸味ばかりが強調され過ぎて酸っぱいではないか。酸味というよりも柑橘系フルーツの皮を噛んだ時のような苦味やえぐみさえも感じる。一言で言うと「単なる酸っぱいワイン」にしか思えない。

「ラッパ型のグラスで飲むと、お酒は、舌先を通り越した中心部分に注がれ、そこから扇状に横に広がり過ぎて、ついには舌の両サイドからこぼれ落ちてしまいます。このように、舌の上で横に大きく広がり過ぎてしまうと、酸やえぐみが強調されてしまうのです。また、舌上でワインが広がってしまうと、せっかく冷やしたワインが舌の温度で温まってしまうため、爽やかな味わいが半減してしまうという面もあります」

勢いがついたところで、3番のグラスで、樽熟成タイプのボリューム感が魅力の白ワインをテイスティングしてみた。こちらはシャルドネというポピュラーな白ワイン品種のワイン。シャルドネは世界中で栽培されているが、一般にアメリカやチリなどで生産されているのは、樽の香りがしっかりしたボリュームタップリのものが多い。今回試したのは、チリ産のこのタイプだ。

3番のグラスで飲むと、顔の向きはほぼ水平になる。したがってワインは舌の先端を飛び越え、舌の中央に注がれ、奥や横に広がってゆく。また、2番のグラスよりも口径が大きい分、酒の流れる幅が広くなり、口に入る量も多い。これによって果実の甘味をより多く感じ、最大の魅力であるボリューム感を堪能できる。

一方、この同じワインを2番のグラスで飲んでみると、これまた不思議、このワインの最大の魅力である〝味の豊かさ〟があまり感じられない。

なるほど、同じ白ワインでも、スッキリタイプか、ボリュームのあるタイプかによって、適したグラスは変わってくるのだ。庄司さんによると、同じシャルドネを使ったワインでも、フランスのシャブリのような酸味のバランスが強いタイプは2番が向いているという。

ピノ・ノワール用はすぼまりが強いグラス

では、赤ワインはどうなのだろう？　白ワイン用と比べて、グラスが全体的に大振りだ。

「赤ワイン用のグラスも白ワインのグラスと理屈は同じです。顔が上向きになり舌の上で広がらないタイプと、顔が上向きにならず舌の上で広がるタイプがあります。ただ赤ワインは香りの複雑さがある分、グラスは大きくなります」

4番のグラスでピノ・ノワールを使った酸味の豊かな赤ワインをテイスティングしてみた。ピノ・ノワールは、ブルゴーニュで生産される赤ワインに使われている品種。かのロマネ・コンティもピノ・ノワールを使ったワインだ。今では、アメリカ、南米、ニュージーランドなどでも広く栽培されるようになっている。

実際にテイスティングしてみると、4番のグラスでワインを飲む際の顔の向きは2番に近く、やや上向き。ワインは舌先に導かれた後、舌先でいったん止まり、その後、滑り台を滑るように舌の中心を喉に向かって直線的に流れてゆく。ピノ・ノワールは酸っぱくて苦手と思っていたが、全く印象が違う。程よい酸味の中にぶどうの果実味も感じられてとてもおいしい。

庄司さんは「熟した赤いフルーツ、そして若干黒いフルーツも加わった果実味がしっかりと感じられます。バランスよく心地よい酸味に加えて、スパイシーさを適度に感じつつ、口の中でスーッと消えていきます」とソムリエらしく美しく表現してくれた。納得である。

これを試しに5番のグラスでテイスティングすると、梅のような酸味が目立ってしまう。さらに3番でテイスティングすると、もっと酸っぱく、その上、渋みまで感じてしまう。

「舌の上でお酒が幅広く流れるうえに、奥へ向かってさらに広がります。こういう広がり方をすると、本来の魅力である豊かな酸味が悪目立ちしてしまうのです」と庄司さん。

「残念ながら、この5番のグラス（ボルドータイプ）で、ピノ・ノワールのワインを飲んでいる人が圧倒的に多いんです。このせいで『ピノ・ノワールは酸っぱい』と思い込んでいる人は少なくないと思います」

私は今までピノ・ノワールのワインが苦手だった。酸っぱさが全面に出て、少しもおいしいとは思えなかったのだ。だが、今回、ピノ・ノワールはとてもおいしくいただけた。今さらながらに、苦手だったのはグラスの影響も大きかったのだと、実体験をもって知ることができた。

赤ワインは、香りが複雑なので大きなグラス

では、「世界で一番売れている」という5番のグラスはどうだろう？　カベルネ・ソーヴィニヨンを使った重めのしっかりした赤ワインを5番のグラスに注ぎ、テイスティングしてみた。カベルネは世界で最もポピュラーな赤ワイン用の品種で、フランス・ボルドーのワインはカベルネ主体のものが多い。有名なボルドーの五大シャトーなどはこのタイプのワインだ。

5番のグラスで飲む際の顔の傾きは、3番に近くほぼ水平だが、グラスが大ぶりなこともあって、口の中に入ってくる酒の量は多め。舌の先端を飛び越え、舌の中心に「よっこいしょ」という感じでワインが乗っかり、その後、ゆっくり四方に広がってゆく。おいし

い！　香りの複雑さと、ボリューム感があますところなく楽しめると感じた。

ここで、同じカベルネのワインを1番のグラスでテイスティングしてみる。すると、驚いたことに、香りの立ち方が全く違うのだ。元々赤ワインは香り成分が多いこともあり、若干の香りは立つが、5番とは比較にならない。味もぶどうジュースのように安っぽくなってしまう。香りの複雑さと重厚感がある高級ワインほど、いかにグラスが重要かということが分かる。

香気成分の多いフルボディの赤ワインにとって、大きな空間を作って香りを解きほぐすのは欠かせない。庄司さんはこう説明してくれた。

「香り成分が多いワインほど大きなグラスを使うのが基本になります。白ワイン用より赤ワイン用のほうがグラスが大きいのはそのためです。また、同じ赤ワインでも、より高級で複雑な香りを持つワインになればなるほど大きいグラスを使ったほうがより楽しめます。なお、1番のように開いたタイプのグラスだと、空気よりも重たい香り成分は横方向に拡散してしまいます。ワイングラスがすぼまった形状をしているのは、より香りを感じられるようにするためです」

図3　日本酒の大吟醸のグラス

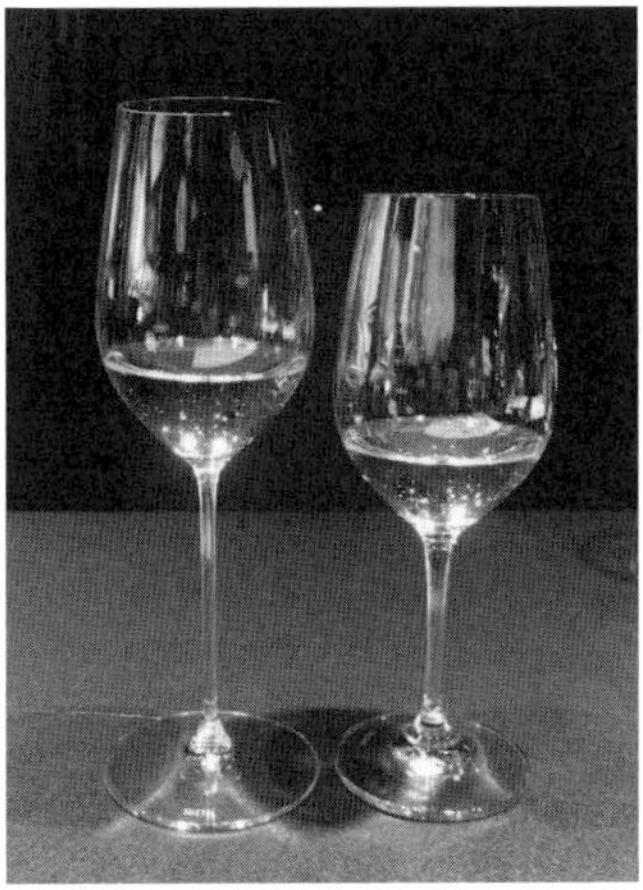

スッキリした味わいの白ワイン用の2番のグラス（左側）と大吟醸用のグラス（右側）。

日本酒用のグラスとはどんなものなのか？

さて、ワインとグラスの関係がひと通り分かったところで、日本酒とグラスの関係についてもレクチャーしていただこう。

「大吟醸グラスは白ワイン用の2番のグラスの高さを5㎜ほど短くカットしたものなんです（図3）。これで飲むと、日本酒はアルコール感が強くて苦手という人でも、すいすい飲めるようになりますよ」

庄司さんが大吟醸グラスに注いでくれた大吟醸酒は、リンゴや洋梨にも似たフルーティな香りが立った。昨今の精米歩合の数値が小さい日本酒の魅力が「これでもか！」というくらい生かされている。確かにこのグラスなら、日本酒ビギナーの方でも難なく飲めるはずだ。

「このグラスの理屈も、先ほどのワイングラス（2〜5番のグラス）と全く同じで、顔の傾きと舌上での酒の流れ方が味に関係しています。一番近いのは2番のグラスですが、若干口径が広い分、お酒の流れ方が少しだけ違います。舌先から細く、直線的に流れることでアルコールのアタック感が抑えられるので、アルコール度数でいうとマイナス3度くらい低く感じると思います」

次に、この大吟醸を、プラスチックカップで飲んでみた。すぼまりがなく、ずんどうに近いフォルムで、従来の小さなおちょこに近い形状だ。これを使って飲むと、顔を傾けるというよりも、「口が酒を迎えに行く」といった風。大吟醸は舌の先端を飛び越えて、舌の中心にどっと乗っかり、一気に両端に流れて、舌上からこぼれ落ちてしまう。こうすると、先ほどと違って、アルコール感をとても感じる。香りもあまり立たず、フルーティな味わいも半減している感じだ。旨味とボリューム感を楽しむ純米酒であれば従来のおちょこでもいいが、フルーティな香りと味を楽しむ吟醸酒となると、やはり大吟醸グラスのほうが、お酒の個性を明確に感じやすい。

最近は、日本酒の醸造技術が著しく向上したことにより、一口に日本酒といっても実にさまざまなタイプがある。酒器を固定せず、ワインのように、その酒のキャラクターに合ったグラスを使うと、もっと楽しむことができると痛感した。

余談だが、リーデルが大吟醸用のグラスを開発した際、蔵元や日本酒の専門家がのべ200人が参加し、テイスティング会を25回も繰り返し、最適な形状を選別したそうだ。期間にして2年以上もかかったという。

家庭で揃えるならまず2番、余裕があったら5番を追加

最後に、家庭でグラスを揃えるときのポイントについて庄司さんに聞いてみた。多くの種類のグラスがあったほうがお酒の楽しみの幅は広がるのは間違いないが、実際問題、自宅では保管場所に限界がある。ここまで紹介した2番〜5番の4種類を、すべて人数分用意するのは現実的とは言えない。

「すべてのお酒をおいしく飲める万能グラスは残念ながら存在しません。ですが、『現在、ワイングラスをもっていない』『赤・白・ロゼを幅広く楽しみたい』という方なら、まずは2番のグラスがいいでしょう。もう少し余裕ができたら、赤ワイン用として、5番のタイプを追加するといいでしょう。2番と5番のグラスは、フォルムが似ているように見え

ますが、すぼまりは2番の方が強く、口径は5番の方が大きいので、5番のほうが舌の上でワインが広がります。つまり、2番と5番の組み合わせは、舌の上で広がらないタイプ（2番）と広がるタイプ（5番）の組み合わせになるので、カバーできるワインが広がります。また、この2つがあれば、冷やして飲む吟醸系は2番、ボリューム感のある純米酒は5番といったように、日本酒を飲む際にも使えます」

なるほど、初心者なら、まずは2番、次に5番を追加するのがよさそうだ。ただ、ワインの好みは人それぞれ。好きなワインに合わせた最適なグラスを選びたいなら、やはりグラスショップで専門家に相談するのが一番だ。こうすることで、前述した「ピノ・ノワールに5番のグラスを使い続ける」といった悲劇は避けられるだろう。

機能性が高い、良いグラスがあれば、量が少なめでも満足いくこと請け合いだ。

第5章

知っておきたいその他の飲酒リスク

肝炎

「重症型アルコール性肝炎」はどれほど怖い?

答える人:浅部伸一さん
肝臓専門医

「病気が怖くて、酒を飲んでいられるか!」

酔っぱらって、こんなふうに虚勢を張る人がたまにいる。しかしその多くは、しらふになると、「実は肝臓の数値あんまり良くないんだよね……」とポツリと不安を漏らす。そう、どんな酒豪だって、病気はおっかないのだ。中でも最も恐れているのは、アルコールが原因による重篤な肝臓の病気である。

かくいう私だって肝臓の病気は怖くてたまらない。仕事柄、私の周囲にもアルコールが原因で肝臓を壊し、若くして他界された方もいる。2018年11月には、コラムニストの勝谷誠彦さんが**重症型アルコール性肝炎**によって、57歳という若さで亡くなった。ご存じの方も多いと思うが、勝谷さんの酒好きは知られており、日本酒関連の本を何冊も出されている。

生前、雑誌の対談や日本酒の会などで顔を合わせることも多く、その豪快な飲みっぷりはよく存じあげていた。報道によると、夏に入院した後、一度退院したものの、その1カ月ちょっと後に帰らぬ人に……。

ではこの重症型アルコール性肝炎とはどういうものなのだろうか。「アルコール性」で「重症」なのだから、過度な飲み過ぎが原因で起こる肝臓の病気だということは推測できるものの、どんな症状なのか、事前に予兆を察知することはできないのか、そして急性肝不全とどう違うのか、など分からないことが多い。そこで、肝臓専門医で、本書の監修者でもある浅部伸一さんに話を聞いた。

重症型アルコール性肝炎、急性肝不全、劇症肝炎…違いは？

重症型アルコール性肝炎について詳しく話を聞く前に、まずは、肝機能が急激に低下する病気について整理しておきたい。急性肝不全、劇症肝炎といった病名も耳にするが、これは重症型アルコール性肝炎と何が違うのだろうか。

浅部さんは、「急性肝不全は、正常だった肝臓が、短期間で機能が低下する病態（肝不全）を指します。劇症肝炎はその中で、発症から8週間以内に何らかの原因によって急性の炎症が肝臓に起こり、肝機能が著しく落ちてしまう病態です。急性の中でもより重症のものと考えてください」と説明する。

「劇症肝炎の症状で一番典型的なものは、ウイルス性の肝炎で、最も多いのが**B型肝炎**です。成人後、B型肝炎にかかった場合、急性肝炎になりますが、多くは自然に治ります。しかしごくまれに治らず、死に至る方もいます。実際、私が担当していた患者の中に、B型肝炎が劇症化し、他界された方もいました。劇症肝炎は、ウイルス性のほか、薬剤によるものも多く、まれに自己免疫が原因の場合もあります」

確かに、肝臓の病気といってても原因はアルコールばかりではないわけだ。では、勝谷さんの命を奪った重症型アルコール性肝炎とは？

「重症型アルコール性肝炎は、名前からも分かるように、アルコールが主因によって起こる肝不全です。慢性的なアルコールの摂取によって、アルコール性肝障害がある人が陥りやすい病気です。慢性飲酒により肝臓にかなりダメージを受けている人が、より重症化したものです。肝臓の細胞が死んだり働かなくなって、急激に肝機能が悪化、それによりさまざまな病気を合併します。病状が重い場合は、発症1カ月以内に死亡することも多い恐ろしい病気です」

なるほど、すでに飲み過ぎでアルコール性肝障害がある人が、一気に悪化して陥る病気なのだ。浅部さんによると、重症型アルコール性肝炎になった人は、健康診断などの肝機能の数値が悪化しており、医師などから注意を受けている人がほとんどだという。

「大量に飲酒を続けている人が、何らかの拍子に急激に肝臓の機能が著しく悪くなるわけですが、全ての人がなるわけではありません。なぜなる人とならない人がいるかは明確に分かっていません。もちろんより多く飲むとリスクが高くなるわけですが、個人差もあります。肝臓の機能はかなり予備力があるため、機能がジワジワと落ちている段階ではほとんど症状が出ません。しかし、肝臓の線維化（硬化）がかなり進み、その予備力を使い尽くし耐えられなくなると、ガクンと急激に悪化します。これが重症型アルコール性肝炎で多いパターンですが、中にはさほど肝臓の線維化は進んでいないのに、大量飲酒により炎症が生じて急激に悪くなるケースもあります」

浅部さんは、倦怠感や食欲不振などがあり、肝機能が落ちている状態のときに過剰飲酒することが重症型アルコール性肝炎につながる危険性を指摘する。

「肝機能が落ちている状態のときは当然アルコールの分解能力も落ちます。こうした状態のときは、いつもと同じ量のアルコールを飲んでも、通常より多い量のお酒を飲んでいるのと同じ状態となり、肝臓のダメージも大きくなります。これが悪循環となり、肝障害の重症化を招く可能性があると考えられます」

浅部さんによると、一般のアルコール性肝障害の場合は、お酒をやめれば良くなるケースがほとんどなのに対し、重症型の場合は、お酒をやめても回復しないことがあり、死に至ってしまうケースもあるのだという。

こ、怖い……。酒飲みの中には、調子が悪くても、酒を飲めばスッキリするなどと言う人もいるが、こうした行動の積み重ねが重症型アルコール性肝炎につながっている可能性があるわけだ。

黄疸、腹水、肝性脳症、急性腎不全などが起こる

次に、重症型アルコール性肝炎になると、どういった症状が起こるのだろうか。

「重症型アルコール性肝炎に罹患し、肝臓の機能が低下するとさまざまな症状が起こります。中でも目に見えて分かるのは**黄疸**《おうだん》です。黄疸は肝臓の機能が低下すると現れる典型的な症状です。血液中には、老廃物であるビリルビンという成分が含まれており、これが茶色い（黄色い）色をしています。健常者の場合、肝臓が血液中のビリルビンを取り込み、

胆汁という形で腸の中に排泄します。ところが、肝不全になるとビリルビンの代謝・排泄がうまく行えず、血液中のビリルビンが上昇し、目や顔の肌の色が黄色くなります。また、おしっこの色も濃い黄色（紅茶のような濃い色）になります。これが黄疸です」

もう一つ、見て分かりやすい症状が**腹水**だという。腹水（腸の外側にたまる水）でお腹がパンパンになって動けなくなって救急車で運ばれるというのが典型例なのだという。

さらに、意識障害や異常行動を引き起こす肝性脳症、肺炎などの感染症、急性腎不全などが起こると浅部さんは話す。また、血液中の凝固因子が減るため、内臓や脳で出血するリスクも高くなる。肝臓機能が低下している人は消化管などに静脈瘤ができやすく、これが破裂すると大出血を起こすのだという。

こうしたさまざまな症状を引き起こすのは、過剰なアルコールにより肝臓に負担がかかり、肝細胞が減っていき、解毒、代謝、胆汁の生成・分泌という肝臓の持つ働きが失われることにより起こる。これはアルコールを分解する際に生じるアセトアルデヒドの毒性によるものなのだろうか。

「現時点では明確に分かっていません。ご指摘のようにアルデヒドもその原因の一つと考えられますが、それだけではありません。肝臓内のＣＹＰ２Ｅ１などの代謝酵素によりアルコールが分解される際に生成される酸化力が強い代謝物が炎症を起こすのではないかという指摘もあります」

重症型アルコール性肝炎の治療法は？

この重症型アルコール性肝炎に罹患した場合、効果的な治療はあるのだろうか？

「残念ながら、症状が重い場合、効果的な治療法はありません。肝不全に対して一般的には血漿交換という処置を行いますが、劇的な効果はなく、その効果は1日程度しか持続しません。血漿というのは血液中の液体成分のことです。健康な方から血漿成分をもらい交換することで、血液中の炎症成分や老廃物を取り除こうというものです。また、肝不全になると血液中の凝固因子が減り、出血すると血液が固まりにくく、それが命取りになることもあります。それを防ぐために血漿成分をもらうわけです」

また、炎症を抑えるためにステロイドを投与するという方法もあるものの、ステロイドは免疫機能を抑えるため、肺炎などをはじめとした感染症のリスクが高まり、賛否両論があるのだという。

さらに、肝不全に対して最も有効な治療法は肝移植だが、一定期間の禁酒を条件にするのが普通で、日本で重症アルコール性肝障害のケースで肝移植が行われることは少ないのが現状だとのこと。

なお、浅部さんによると、どこからが「重症型アルコール性肝炎」に該当するかは必ずしも明確になっているわけではないのだという。「実際には、重症型まではいかないけれど、その間際という患者も多くいます。黄疸が出て腹水もたまって救急車で運ばれてきた人でも、点滴をして全身管理をして、お酒を絶っていただくと、回復される方も多くいます」と浅部さんは話す。

この話を聞いて少し安心した。「黄疸」が出たらもう後がないのかと思っていたが、必ずしもそうではないのだ。

重症型アルコール性肝炎にならないためには

ここまでの説明で、重症型アルコール性肝炎の怖さはよく分かった。では、重症型アルコール性肝炎にならないためには何をすべきか、そして重症化する前に、危険を察知する方法はないのだろうか。

まずは対策から。重症型アルコール性肝炎はもちろんだが、その前段階のアルコール性肝炎にならないためには、具体的にどういうところに注意すればいいのだろう？

「何と言っても酒量を抑えることが第一です。アルコール性肝障害のリスクが高くなると言われるのは、純アルコールに換算して60g。日本酒で言うなら3合です。このくらいの量を日々飲んでいる人は少なくないでしょう。これを適量と言われるアルコール20g、日本酒1合に抑えるように心がけてください。個人差はありますが、特に肝機能異常を指摘された場合は飲酒量を抑えるのが原則です」

そして浅部さんは、「倦怠感や食欲不振などがあり、調子が悪いときはアルコールを飲まないことが大事です」と話す。肝機能が落ちているときにアルコールを飲むと、いつもの量であっても肝臓のダメージがさらに大きくなる。負のスパイラルに陥らないためにも、「惰性で飲まない」ことが大切だ。

浅部さんがこれまで診てきた重症型アルコール性肝炎に罹患した人は、1日に純アルコールで100〜200gを超えるような酒量の人はざらだったという。これは相当な酒量だ。「アルコール依存症、もしくはそれに相当する方です。過剰飲酒を続けることは依存症になるのはもちろん、肝臓に致命的なダメージを与えるということを認識してください」

なお、「女性は、男性よりも肝臓が小さく、肝臓の処理能力が低い傾向があります。女性のほうが少量、短期間での飲酒で重症化しやすいので、より注意が必要です」と浅部さんは警告する。

ALTが高い人、アルコール性脂肪肝の人は酒量を減らそう

最後に、重症化する前に危険を察知する方法について浅部さんに聞いた。

「ポイントの一つは黄疸をいかに早く発見するかです。私が実際に患者に聞くのは、尿の色です。**紅茶のような濃い色**になっていると、黄疸が出ている（ビリルビンの数値が上がっている）可能性があります。また、ビリルビンの数値は、その人の肝機能がどのくらい維持されているかの目安になります（図1）。正常なビリルビン値はおおむね1㎎／dL未満です。酒量が多いなど、何らかの心当たりがある人が、2㎎／dLを超えたら注意が必要です。そもそも、ビリルビンの上昇を心配するような段階では禁酒が必要なのですが」と浅部さん。

ただし、このビリルビン値は、人間ドックの検査項目にはたいてい含まれているが、一般的な健康診断には含まれていない。職場で受ける健診結果の肝機能のデータなどから察知することはできないだろうか。

浅部さんは、「残念ながら、年に1回受ける健診のALTやγ－GTPなどの数値から

察知することは難しい」と話す。ただし、ALTなどの数値には注意を払ってほしいという。

「ＡＬＴやγ－ＧＴＰは肝臓の状態（壊れ方）の指標となる数値です。お酒を飲んでいる人が上がってきたら、それは明らかに病気がジワジワと進んでいることを示していて、酒量を減らす必要があります。肝臓専門医としてはＡＬＴが基準値の３０Ｕ／Ｌを超えた時点で注意してほしいですね」

実際、浅部さんは、これが当てはまる人に対して、アルコールが原因かどうかを明確にするため、試験的にアルコールの量を減らす、または断酒することを勧めているという。「その結果、数値が改善したら間違いなくアルコールが原因なので、以後、飲酒量を控えればアルコール性肝炎、さらには重症化するリスクが軽減します」

また、「アルコール性の脂肪肝がある場合は、過剰飲酒になっている可能性が高いわけですから当然、注意が必要です。酒量を減らすことをお勧めします」という。脂肪肝は大きく、「アルコール性」と「非アルコール性」に分けられ、１日のアルコール摂取量が60ｇ以上の場合は「アルコール性」と判断される（図2）。

話を聞いているうちに、「もしかしたら自分も重篤な肝臓病にかかる可能性があるのではないか？」と怖くなった。酒量を抑えるのはもちろんだが、特に痛感したのが「惰性で

図１　人間ドックのビルビリンの数値の例

生化学検査		基準値	単位	今回	前回
肝機能	総蛋白	6.5 ～ 8.2	g/dL	7.6	7.4
	アルブミン	3.7 ～ 5.5	g/dL	4.7	4.4
	A/G 比	1.2 ～ 2.3		1.62	1.47
	総ビリルビン	0.2 ～ 1.2	mg /dL	0.6	0.8
	ZTT	2.3 ～ 12.0	U	8.6	9.7
	TTT	0.5 ～ 6.5	U	2.3	5.7
	AST(GOT)	10 ～ 40	U/L	25	25
	ALT(GPT)	5 ～ 45	U/L	40	*51
	ALP	104 ～ 338	U/L	246	203
	γ -GTP	0 ～ 79	U/L	*123	*107

ビリルビンは通常の健康診断の検査項目には含まれていないが、人間ドックならたいてい含まれる。

図２　脂肪肝の分類

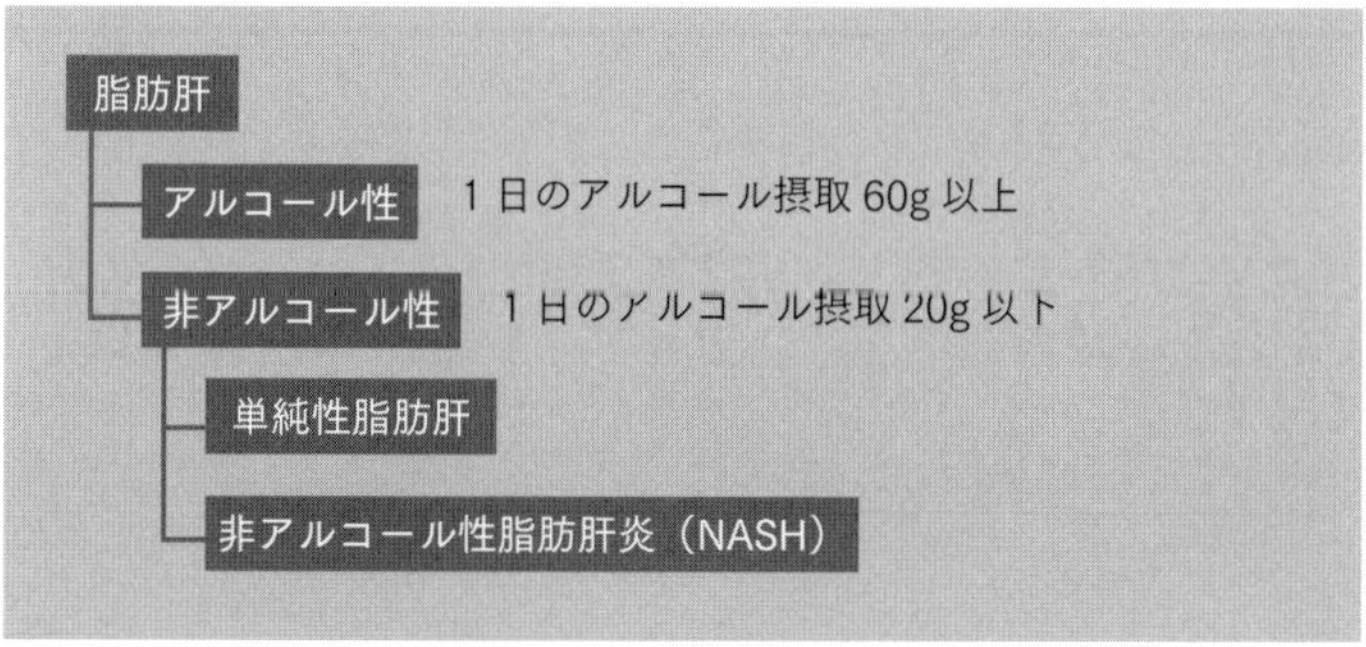

脂肪肝とは、肝臓の肝細胞に脂肪（特に中性脂肪）が蓄積した状態を指す。脂肪肝は大きく、「アルコール性」と「非アルコール性」に分けられる。さらに非アルコール性脂肪肝は「単純性脂肪肝」と「非アルコール性脂肪性肝炎（NASH)」に分類される。

飲まない」ことの大切さ。調子が悪く、肝機能が悪い状態で飲めば、肝臓のダメージは大きくなる。惰性飲みによって、重症型アルコール性肝炎に陥る「魔のスパイラル」に入らないように注意が必要だ。

薄毛

このまま飲み続けたら薄毛になる!?

答える人：小林一広さん
Dクリニック東京メンズ

私の周囲の酒好きには、薄毛の人が多い気がする。

もちろん、酒豪でありながらフサフサの人もいるから、私の周りだけたまたまそうなのかもしれないが、ひょっとして酒量が多いほど毛量が少なくなるのでは、という疑念も拭いきれない。

実際、ネットで「アルコール　薄毛」などと検索してみると、『アルコールは薄毛の原因になる」という記事が数多くヒットする。これは本当だろうか？

こうした記事を読んで、「このまま酒をガブガブ飲み続けたら、近いうちに（サザエさんに登場する）波平さんみたいになるのでは？」と不安に思っている人もるかもしれない。
そこで、男性の薄毛治療の専門家で、『病はケから』などの著書もある、Ｄクリニック東京メンズ院長の小林一広さんに話を聞いた。

薄毛に医学的定義は存在しない

「現時点での研究報告などから考えても、お酒が薄毛の直接の原因になることはないと考えていいでしょう。お酒の飲み過ぎで薄毛になるとしたら、アルコール依存症の方はみんな薄毛ということになりますよね？　実際はそうではありません」

小林さんによると、そもそも薄毛に医学的定義は存在しないのだという。

「薄毛や抜け毛で悩む人は１２００万人以上いるといわれていますが、『１日の抜け毛が何本以上なら、将来薄毛リスクが高くなる』といったガイドラインは存在しないのです」

現時点では、遺伝的要素が強い「男性型脱毛症」（ＡＧＡ）のメカニズムについては、医学的に確認されているという。

「ＡＧＡとは男性特有の脱毛症で、薄毛・脱毛に悩む男性の約８割が該当するといわれています。ＡＧＡの罹患率は、20代で10％、30代で20％、40代で30％、50代以降で40数％と、加齢とともに高くなっていきます。ＡＧＡの原因として、近年注目されているのがジヒドロテストステロン（ＤＨＴ）という物質です。ＤＨＴは、代表的な男性ホルモンであるテストステロンから、５α－リダクターゼという還元酵素によって生成されます。このＤＨＴが髪の毛に作用すると、毛母細胞（髪の毛を成長させる細胞）の成長が抑制されてしまうのです（図１）。そして毛髪の成長期が短くなることで、髪が太くなる前に抜けてしまい、細く短い髪が多くなることで薄毛が目立つようになります。このＡＧＡは、遺伝的要素が非常に大きいといわれています」

加齢とともにテストステロンの分泌量は減るが、ＤＨＴの分泌量は増えていく。これによって中高年になるとＡＧＡが増えていくわけだ。

「しかし、すべてが遺伝とは言い切れない面もあります。実際、遺伝的条件が同じ一卵性双生児でも、異なる生活環境下で過ごすうちに、薄毛の進行度合いに違いが見られることがあります」

なるほど、遺伝的要素が大きいとはいえ、生活習慣にも配慮する必要があるわけだ。では、どんな生活習慣がよくないのだろうか。

図1　毛髪の構造

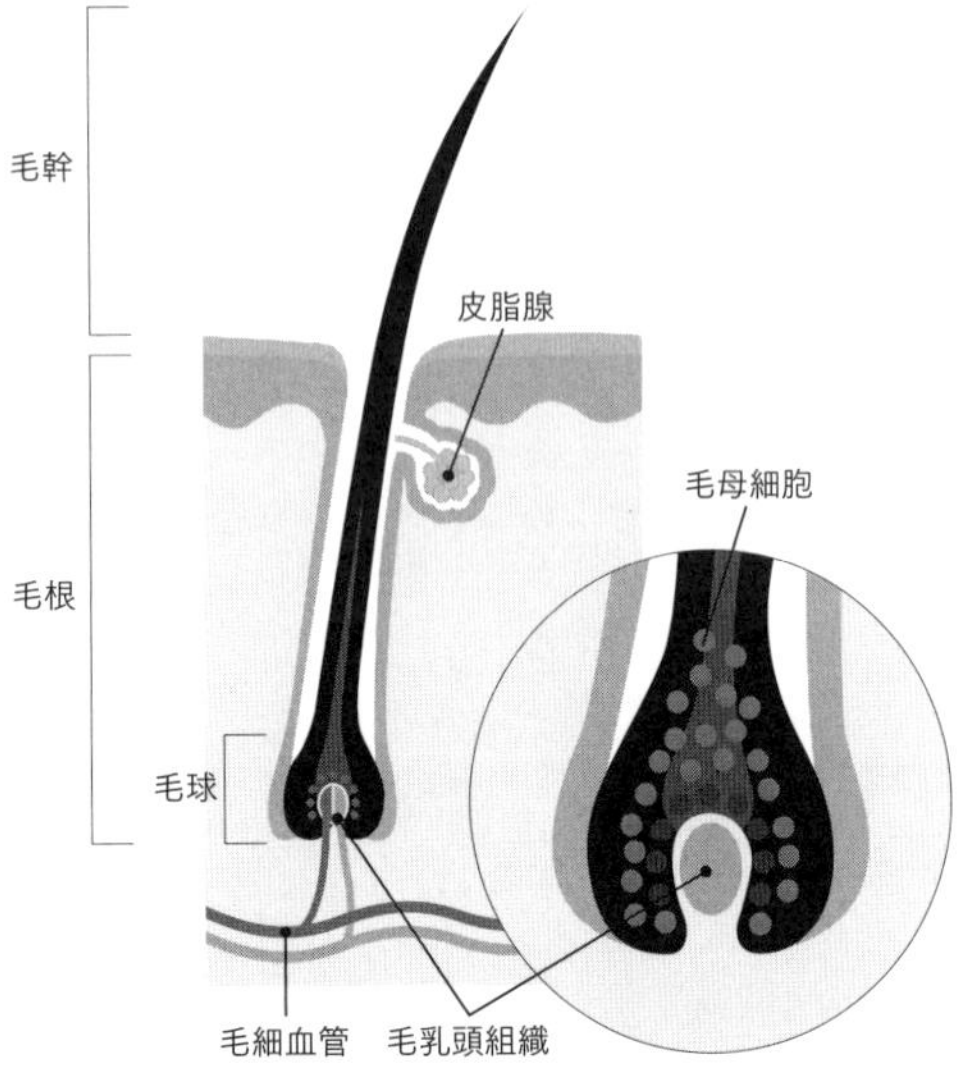

髪の毛は、皮膚の中にある「毛根」と皮膚から外に出ている「毛幹」に分けられる。毛根のいちばん下の毛球の先端部にある毛乳頭が毛細血管から栄養を取り込み、毛母細胞が細胞分裂を繰り返しながら増殖することで毛は成長する。

肥満の人は注意！

Ｄクリニック東京メンズの小山太郎医師らは、１８７３人の日本人男性を対象に、家族歴、喫煙の有無、飲酒の有無、血圧、肥満度、および血液検査の各種データなどとＡＧＡの関係を解析、２０１２年の「第16回 ヨーロッパ毛髪研究学会」（European Hair Research Society）で結果を発表している。

「その結果、現時点で唯一、ＡＧＡとの関連性が確認できたのがＢＭＩ（Body Mass Index）、つまり肥満度です。ＢＭＩの数値が25以上の人はＡＧＡになる率が高くなることが確認できました。つまり、肥満の人は薄毛になりやすい傾向があったわけです。この研究では、喫煙、高血圧、飲酒といったほかの要因との因果関係は確認できませんでした」

うぅむ、この結果からも、肥満の人は食事・運動などの生活習慣を改め、痩せる必要がありそうだ。とはいえ、飲酒と薄毛の間に直接の因果関係が確認できていないわけで、酒飲みとしては少しホッとした。

しかし、好きなだけ飲んでいいかといったらそうではない。問題は「酒量」である。

小林さんは、「つまるところ『心身ともに健康でいること』が髪の健康につながるのです。ですから、お酒を我慢することが、その人のストレスになるくらいなら、飲んだほうがずっといいと言えます」と話す。

「ですが、度を越えて飲んでしまうのは逆効果です。過度な飲酒は、髪の毛はもちろん、体のさまざまなところに悪影響を及ぼします。というと、どのくらいまで飲んでいいかが気になると思いますが、一般に適量といわれる純アルコール量に換算して20g程度を目安にするといいでしょう。日本酒なら1合、ワインならグラス2～3杯です。アルコールの代謝には個人差がかなりありますので一概には言えませんが、この程度であれば頭皮への血流がよくなるなど髪にとってプラスに働く面もあると考えてもよいかもしれません」

確かに自分の意志に反して飲むのを我慢すると、ストレスからか、やたら甘いものを食べたりしてしまう人もいる。お酒は適量までなら飲んでいいと聞いてホッとした。

意識して摂取したいたんぱく質や亜鉛

次に、髪の健康を保つために、酒量以外の食生活では、何をどう気をつけたらいいのだろう？　太り過ぎは悪影響を及ぼす可能性があるので、肥満や肥満気味の人は、食べる量を減らすなどしてダイエットしたほうがよさそうだが、個別の食材はどうすればいいのだろうか。

これについて小林さんは、「育毛効果が期待できる成分についての報告もありますが、基本的に『これさえ食べれば薄毛が予防できる』というものはありません」と話す。

ただし、髪が健康に育つために欠かせない栄養素が不足しないように、意識して食べてほしい食材・栄養素はいくつかあるという。まず小林さんが挙げたのがたんぱく質だ。

「肝臓はアルコールを代謝する際、たんぱく質を多く必要とします。特に重要なのは髪の主成分であるケラチン（たんぱく質）です。ケラチンは、18種類のアミノ酸から構成されていますが、中でも大切なのがメチオニンです。メチオニンは体の中で生成されない必須アミノ酸なので、食材から摂取するしかありません。それらを多く含むのが魚介でいえばマグロ赤身、シラス、肉類は鶏胸肉、豚ロース、植物性たんぱく質なら納豆、豆腐などです。ダイエットしている人は、カロリーを気にして魚介類や肉類を控えるケースがありますが、それでは健康な髪の毛は生えてきません。毎食たんぱく源を1種類は取り入れてください」

この食材からおつまみを考えると、マグロ納豆、シラスおろし、鶏胸肉のハムなどが挙がる。腹持ちのいいたんぱく質をしっかり食べておけば、「飲んだ後に糖質で〆」を選択する確率が低くなるので、BMIの数値がアップするのを防ぐことができそうだ。

小林さんはミネラル分についても意識するといいと言う。「クリニックでも推奨しているのが亜鉛です。亜鉛は細胞の新陳代謝に不可欠な物質で、200種類を超える酵素の働きをコントロールしています。特筆すべきはジヒドロテストステロン（DHT）を生成する5α－リダクターゼという還元酵素の分泌を抑制する働きがあるということです。亜鉛は発毛には欠かせないミネラルですが、日本人の亜鉛摂取量は十分とは言えません。亜鉛はタタミイワシ、生牡蠣、ビーフジャーキー、パルメザンチーズなどに多く含まれていますので意識してとるようにしましょう」

おお、全部、そのままおつまみになりそうな食材ばかりではないか。亜鉛を多く含む食品をまとめたので参考にしてほしい（図2、図3）。亜鉛というと牡蠣を想像する人も多いと思うが、肉類にも多く含まれている。もちろん、サプリメントで補充するという手もありだろう。

このほか、小林さんによると、「ビタミンB群、ビタミンCもとってください」と話す。ビタミンB2は頭皮の健康を守ってくれる存在で、不足すると頭皮が荒れてフケやかゆみの原因になるという。

ビタミンB6はアミノ酸の代謝を助け、亜鉛の働きをサポートする。また、ビタミンCは、たんぱく質の合成に欠かせず、さらに亜鉛の吸収率をアップさせる。

ビタミンB2は、レバー、卵、大豆、乳製品などに、ビタミンB6はカツオ、マグロ、

図2　亜鉛の食事摂取基準（mg／日）

	男性18～29歳	男性30～69歳	女性18～69歳
推奨量	10mg	10mg	8mg

『日本人の食事摂取基準2015年版』より

図3　亜鉛を多く含む食品

魚介類	カキ	2個（正味40g）	5.3mg
	ホタテ貝	1個（正味80g）	2.2mg
	イイダコ	1ぱい（45g）	1.4mg
	ズワイガニ（水煮缶）	1/2缶（60g）	2.8mg
	カラスミ	1/4腹（25g）	2.3mg
肉類	豚レバー	80g	5.5mg
	牛肩肉（赤肉部分）	角切り3切れ（90g）	5.1mg
	牛もも肉（赤肉部分）	薄切り3枚（90g）	4.6mg
その他	玄米ごはん	1膳（150g）	1.2mg
	納豆	1パック（50g）	1.0mg

『栄養素の通になる第2版』より

イワシなどに、そしてビタミンCはブロッコリー、パプリカ、レモンなどに多く含まれているので、特に留意してとるといいだろう。もっとも、これら代表的な食材を見ると、いずれも特殊なものはなく、すぐに入手できるものなので、意識さえすれば日常にすぐ取り入れられそうだ。

なお、昔から「昆布やワカメなどの海藻がいい」などとよくいわれる。これはどうなのだろうか。

「確かに、海藻にはビタミンやミネラルが豊富に含まれているので、適度に摂取することはお勧めですが、これらを大量にとったからといって薄毛を防げるわけではなく、逆にとり過ぎると甲状腺機能障害を呈してしまいます」

何事も、「とり過ぎ」は逆効果のようだ。

朝シャンと夜シャンのどちらがいい？

「日々のシャンプーも大切なケアの一つ」と小林さん。

「濡らす前にマッサージして角質を浮かせ、アミノ酸系のシャンプーの泡で洗うといいでしょう。洗う際は指の腹を使って丁寧に。きれいに流したら、しっかりとドライヤーで乾かしましょう」

また、さまざまな研究から、頭皮マッサージも薄毛対策効果が期待できるのだと小林さんは話す。

「細胞の再生において刺激を加えると、細胞分裂が促進されるなど効果があることは分かっていますが、どの方向に、どのくらいの力を加えればいいかなど、細かいことはまだ解明されていないのが現状です」

深酒した夜は、アルコールによる酔いが原因で、ヘアスプレーやワックスなどの整髪料がついたまま、泥酔して、髪を洗わずに寝てしまう人も多いと思う。実際、私もこういった経験が多くあり、かねがね気になっていた。

これについて小林さんは、「程度にもよると思いますが、酔っぱらって髪の毛を洗わないことが多かったとしても、それが直接すぐに薄毛に結び付くかといったらそうではありません」と話す。

なるほど、そうだったのか。

「よく朝シャンと夜シャンのどちらがいいかということを聞かれますが、どちらが薄毛の予防に効果的かという医学的エビデンスは存在しません」

ネットで見つけた「夜シャンが薄毛にはいい」などという記事を鵜呑みにして、「薄毛になるまい」と思って、夜に酔っぱらっていても必死でシャンプーしていた自分がちょっと情けない……。

依存症

アルコール依存症の人は頑なに依存症だと認めない

答える人：小田嶋隆さん
コラムニスト

お酒が好きな人にとって他人事ではないけれども、実態はよく分からないのが「アルコール依存症」だ。果たして、依存症とはどのような状態なのか。依存症になったら、どのような治療を行うのか。そして、依存症を克服すると、どうなるのか……。

そんな疑問に答えていただくのが、コラムニストで、かつて依存症を経験した、小田嶋隆さんだ。小田嶋さんは、依存症について自分の経験をまとめた『上を向いてアルコール』（ミシマ社）という著書もある。

依存症は、何年断酒しても完治しない

小田嶋さんは、かつてアルコール依存症になり、それを克服して以来、20年にわたって一切アルコールを口にしていないという。

「思い出すのは、私の主治医だった先生が言っていた、『**アルコール依存症を克服するという言い方は間違っている**』という言葉です。いったん依存症になった人は、何年酒をやめていようと、それは**坂道の途中でボールが止まっているような状態**なのだと。頭の中には『飲み出したらやめられない回路』がしっかり組み込まれているから、断酒後何年たっても、一度飲んでしまったら、ボールはごろごろと坂を転げ落ちていく、と言っていました」

坂道の途中でボールが止まっている状態とは、これほどアルコール依存症を的確に表した言葉はないかもしれない。

現在は、軽い依存症なら「**減酒**」というアプローチも行われるが、重い場合は酒を一切断つ「**断酒**」になる。小田嶋さんはどのような経緯をたどって依存症になり、どのようにして断酒したのだろうか。

「30代になって自分の飲み方はやばいな、と思い始めたときがありました。例えば、飲み

まくった次の日、知らない場所で目を覚ますことが増えるとか。起きたら身に覚えのないケガをしているとか。そういうことが続くと、自分の飲み方はやばいんじゃないかと思うわけです」

身に覚えのないケガをしている、といったことは、私にも覚えはあるが……。

「そこからさらに飲んでいると**『俺は大丈夫だ、アル中じゃない』**という自覚に変わるんですよね。不思議なことに。そして、自分がアルコール依存症ではない、という証拠を集めようとするんです。例えば、『先週月曜日は飲まなかった』とか。火曜から日曜までは飲んでいるんですけど、月曜は飲んでいない。『アル中だったら、毎日飲まずにいられないはずだ。1日飲んでいない俺は、アル中ではない』と考える。でもそれは、単に体調が悪くて酒が飲めなかっただけなんです。体調が悪いといっても、二日酔いレベルじゃなくて、水も何も飲めない状態になって、何を口に入れても吐いてしまうから、病院で点滴を打ってもらうしかなくなるレベルです」

そのような状態になっても、自分が依存症だとは認めたくないとは……。アルコール依存症とは、まさに「否認の病」なのだ。

飲んでいないときは、無気力でぱっとしない人間

「当時は、酒が切れてひどく無気力で憂鬱な状態と、泥酔して使い物にならない状態の二極を、行ったり来たりしていました。その途中の段階は一応まともで、その間にライターとして仕事の原稿をやっつける。でもまともでいられる時間が、だんだん短くなってしまうんです。ドラマなんかだと、アルコール依存症は酔っ払ってフラフラしているところばかり描かれますよね。でもむしろ、素面の状態のときにどれだけ使えない人間か、というのが問題だと思います」

今の小田嶋さんからはとても想像できない。酒が切れて無気力な状態から、少し飲むと調子がよくなるというのが、まさにアルコール依存症なのだという。

そのような状態から、どのようなきっかけで受診に踏み切ったのだろうか。

「結局、アルコール依存症の症状である不眠が出て、全く眠れなくなってしまったんですよ。それにともなって幻覚・幻聴が出たから、心療内科に行きました。アルコール依存症だと自覚して、病院にかかったわけではなかったんです。でもその病院で、今は困った酔っぱらい程度だけど、40歳で酒乱、50歳で人格障害、60歳になったらアルコール性脳萎縮

で死にますよ、とはっきり言われました。そこで、自分がアルコール依存症であることを認め、治療に向かわざるを得なかったんです」

酒を断つには、趣味も人間関係もリセットするしかない

心療内科を受診して、自分がアルコール依存症であると認めてからは、どのような治療を行ったのだろうか。

「まずは症状である不眠を治すために、睡眠導入剤が処方され、あとは精神安定剤が出ました。また、精神安定剤を飲むと気持ちが落ちてしまう人がいるらしく、それを防ぐための抗うつ剤ももらいました。アルコール依存症の人がアルコールを抜くと、不眠と抑うつに悩まされるんですよ。いわゆる禁断症状ですね。それを、薬でまずは抑えてしまう。あるいは、依存先を乗り換える、という言い方ができるかもしれません。で、2、3カ月はそれで乗り切るんです」

小田嶋さんの著書『上を向いてアルコール』を読むと、アルコール依存症から抜け出すというのは、ただお酒をやめればいいというものではないことが分かる。

「酒を飲んでつぶしていた時間が激しく余るようになるのも、問題です。やることがない

と、酒に走ってしまいがちなので。そこで、医者に勧められたアルコホーリクス・アノニマス、通称ＡＡという断酒の自助グループの集会に週に2、3回いくようにしました。みんなで植物公園に行き、花を見たりしましたね。いい大人が何やっているんだ、という感じですが（笑）。あとは、一人ずつ順番に、酒でどんなふうに身を持ち崩したかとか、今考えていることなどを話す。それがお互いの戒めになるんです」

小田嶋さんは、趣味や生活習慣も変えたという。

「お酒をやめるには、人間関係そのものをリセットしないといけないんです。そもそも生活のすべてがアルコールに紐付いていたので、全部いったんやめなければいけない。例えば、私はちびちび飲みながら野球を見るのが好きでした。でも、酒をやめたらそれまでずっと見ていた野球がつまらなくなってしまった。そこで、酒を飲まなくなってからはサッカー観戦をするようになりました。あと音楽も、かつてはレゲエとか60年代ロックを聞いていたんですけど、酒無しで聞いたらなんだか白々しく聞こえてしまって。そこで嫌いだったジャズを、一から勉強しました。最初は無理やり聞いていたんですが、最終的には好きになりましたね。こうやって意識的にそれまでの習慣を変えて、生活を再構築していくんです」

飲酒をコントロールするには

小田嶋さんは、趣味も人間関係もリセットしたからこそ、断酒に成功したのかもしれない。もちろん、依存症になる前に、何とか手を打ちたいと思う人は多いだろう。

そこで、WHO（世界保健機関）が使っている、アルコール依存症かどうか判定するための飲酒習慣のスクリーニングテスト「AUDIT」を次頁から掲載しておく。質問の答えを点数化し、目安としては、9点以下はローリスク、10～19点はハイリスク（＝予備群）、20点以上はアルコール依存症を疑う、という判断となる。

スクリーニングテストにはいくつか種類があるが、考え方は同じだ。小田嶋さんは「私は、久里浜式のスクリーニングテストで、すごい高ポイントをたたき出したことがありますよ。自慢できることじゃないですけどね（笑）」と話す。

アルコール依存症は、酒好きな人にとって、遠くて近い問題だ。ぜひ、スクリーニングテストなどを使って、自分の飲み方を今一度、振り返ってみよう。

飲酒スクリーニングテスト（AUDIT）

❶あなたはアルコール含有飲料をどのくらいの頻度で飲みますか？	
0	飲まない
1	1カ月に1度以下
2	1カ月に2〜4度
3	1週に2〜3度
4	1週に4度以上
❷飲酒するときには通常どのくらいの量を飲みますか？（日本酒1合は2ドリンクに相当）	
0	1〜2ドリンク
1	3〜4ドリンク
2	5〜6ドリンク
3	7〜9ドリンク
4	10ドリンク以上
❸1度に6ドリンク以上飲酒することがどのくらいの頻度でありますか？	
0	ない
1	1カ月に1度未満
2	1カ月に1度
3	1週に1度
4	毎日あるいはほとんど毎日
❹過去1年間に、飲み始めるとやめられなかったことが、どのくらいの頻度でありましたか？	
0	ない
1	1カ月に1度未満
2	1カ月に1度
3	1週に1度
4	毎日あるいはほとんど毎日
❺過去1年間に、普通だと行えることを飲酒していたためにできなかったことが、どのくらいの頻度でありましたか？	
0	ない
1	1カ月に1度未満
2	1カ月に1度
3	1週に1度
4	毎日あるいはほとんど毎日

❻過去1年間に、深酒の後体調を整えるために、朝迎え酒をしなければならなかったことが、どのくらいの頻度でありましたか？	
0	ない
1	1カ月に1度未満
2	1カ月に1度
3	1週に1度
4	毎日あるいはほとんど毎日
❼過去1年間に、飲酒後、罪悪感や自責の念にかられたことが、どのくらいの頻度でありましたか？	
0	ない
1	1カ月に1度未満
2	1カ月に1度
3	1週に1度
4	毎日あるいはほとんど毎日
❽過去1年間に、飲酒のため前夜の出来事を思い出せなかったことが、どのくらいの頻度でありましたか？	
0	ない
1	1カ月に1度未満
2	1カ月に1度
3	1週に1度
4	毎日あるいはほとんど毎日
❾あなたの飲酒のために、あなた自身か他の誰かがけがをしたことがありますか？	
0	ない
2	あるが、過去1年にはなし
4	過去1年間にあり
❿肉親や親戚・友人・医師あるいは他の健康管理にたずさわる人が、あなたの飲酒について心配したり、飲酒量を減らすように勧めたりしたことがありますか？	
0	ない
2	あるが、過去1年にはなし
4	過去1年間にあり

厚生労働省のe-ヘルスネットより（https://www.e-healthnet.mhlw.go.jp/information/dictionary/alcohol/ya-021.html）。酒量は「日本酒1合＝2ドリンク」「ビール大瓶1本＝2.5ドリンク」「ウイスキー水割りダブル1杯＝2ドリンク」「焼酎お湯割り1杯＝1ドリンク」「ワイングラス1杯＝1.5ドリンク」「梅酒小コップ1杯＝1ドリンク」とする。

監修者あとがき

葉石かおりさんの前著『酒好き医師が教える最高の飲み方』（以下、前書）のあとがきで、「飲酒と健康に関する情報が幅広く網羅された『決定版』とも言える」と書いたが、その考えは今も変わっていない。

変わったことがあるとすれば、ネットの玉石混交の情報の中に、この本の情報に影響されたと思われる話が増えて、その「信頼度」が少しばかり上がったことだろうか。ちょっぴりだが、監修者として誇らしい。ただし、ネットで正しい医療・健康情報を得るのが難しい状況はまだまだ改善していない。

そんな中で、今回、さらにカバー範囲を広げた続編が本書である。食後高血糖、高中性脂肪、痛風、どれも近年、問題になっている「悪役たち」だが、それらと飲酒との関係が専門家によって明らかにされている。お酒が全て悪い、というわけではないけれども、飲酒が「悪役たち」を後押ししてしまう側面も多々あるのが現実である。

さらに、本書では、酒乱や依存症などアルコールが脳に与える影響にも言及している。アルコールはある種の麻酔作用を持つ「薬物」であり、個人差はあるものの脳自体にも影響する。楽しい酒になることもあるが、注意しないと依存や脳へのダメージにつながってしまう、「要注意」物質なのである。

近年、世界的にはアルコールの害がますます厳しく指摘されるようになってきた。「飲酒習慣」自体を減らすべきだという考えもあるし、先進国ではほとんど飲酒しない若者も増えている。「適量」など無く、少量の飲酒でも健康へのマイナス面の影響の方が大きい、という論文も発表された。

社会的にも、WHOの発表によれば、飲酒を原因として世界で年間300万人が死亡しているとされる。辛党にとっては、何とも厳しい風潮になってきているのである。そんな中でこの本を手に取られた方は、「それでも何とか上手に飲めないものか」(飲む口実が欲しい?)という心境だろう。

そんな方のために「ちょっとした希望」ももちろん、書かれている。飲み方の工夫もある。ただ、これは前書でもそうだったが、「良いほう」のエビデンスは少々弱く、「飲む理由」とまではいかない。

一方、アルコールの害ははっきりしている。がんに関しても、本書で示されている、食道がん・肝がんのリスク、「タバコとのセットは厳禁」という点以外にも、乳がん等との関連も報告されている。さらに本書では、飲酒によるたんぱく質糖化物質の増加の可能性が指摘されている。「糖化」とは比較的、最近、注目されてきた現象だが、たんぱく質に糖が結合することで、血管や皮膚などの老化につながる、というものである。これに関連して「食後高血糖」も注目されている。ただし、飲酒と「糖化」、さらにいろいろな病気や寿命との関連はまだ、研究途中であり明確な結論は出ていない。飲酒により食後高血糖が抑えられる面もあり、抗糖化作用を持つお酒もあるという。このあたりは、今後も注目していく必要がありそうだ。

1日当たりエタノール換算で20g、という何とも厳しい「適量」が示された前書だったが、本書では「それでも多すぎるのではないか」、という話まで飛びだした。もう、お酒をあきらめたらラクかもしれない。「それでも飲みたい」という人間としては、やはり、「飲酒にはリスクがある」ということを認識しつつ、ほかのさまざまなリスクとのバランスを考え、自分の健康状態を気にしながら楽しんでいくことが必要ではないだろうか。

アルコールの影響には大きな個人差があるので、簡単に「こうしなさい」と言えないのが今後の課題だが、健康診断や人間ドックで肝機能異常、脂肪肝に加えて、高血圧、糖尿病、脂質異常などほかの危険因子がないか、総合的に判断していくのが現実的だろう。ここで、一つ、いつも言っている事なのだが、「酒好き」の方は健診前に節酒・禁酒してそのときだけつじつまを合わせるのはやめていただきたい。普段の状態を検査してこその「健診」なのだから。

私個人は、前書以来、お酒に関する取材を受けることも多くなり、自然と飲酒量は減っている。一方、この間、泡盛の旨さにも目覚めてしまい、日本酒、ワイン、ビールはもちろん、本格焼酎や泡盛、ときどきスコッチまで、いろいろな種類のお酒を楽しんでいる。特に食事との組み合わせによって、お酒も食べ物もその魅力が大きく高まるように感じている。ときどき、飲み過ぎてしまうこともないとは言えないが、本書に書かれている事柄も意識しながら、自分にとっての「適量」を探しつつ少しでも長くお酒を楽しんでいきたい。

肝臓専門医　浅部伸一

アッヴィ合同会社開発本部

自治医科大学附属さいたま医療センター消化器内科非常勤

取材協力者

吉本 尚（よしもと ひさし）さん

筑波大学医学医療系 地域総合診療医学 准教授／附属病院 総合診療科

2004年筑波大学医学専門学群（当時）卒業。北海道勤医協中央病院、岡山家庭医療センター、三重大学家庭医療学講座を経て、2014年から筑波大学で勤務。東日本大震災を契機に「WHO のアルコール関連問題のスクリーニングおよび介入に関する資料」を翻訳するなど、アルコール問題に本格的に取り組み始める。アルコール健康障害対策基本法推進ネットワークの幹事として、プライマリ・ケアを担当する立場からアルコール対策に関わる。日本プライマリ・ケア連合学会認定家庭医療専門医・家庭医療指導医。2014年10月、「第3回明日の象徴」医師部門を受賞。

山田 悟（やまだ さとる）さん

食・楽・健康協会代表理事　北里大学北里研究所病院糖尿病センター長

1970年東京都生まれ。日本糖尿病学会糖尿病専門医。日々、多くの患者と向き合いながら、食べる喜びが損なわれる糖尿病治療においていかにQOL（クオリティ・オブ・ライフ）を上げていけるかを研究する。患者の生活の質を高められる糖質制限食に出合い、積極的に糖尿病治療に取り入れる。2013年に、一般社団法人「食・楽・健康協会」を立ち上げる。著書『糖質制限の真実』（幻冬舎）ほか多数。

栗原 毅（くりはら たけし）さん

栗原クリニック 東京・日本橋院長

1951年新潟県生まれ。北里大学医学部卒業。東京女子医科大学消化器病センター内科、東京女子医科大学教授、慶應義塾大学教授などを経て現職。「血液サラサラ」の名付け親であり、遠隔医療のパイオニアでもある。医学博士。肝臓専門医として肝臓病などの消化器疾患、糖尿病などに対する質の高い医療を実践する。『肝機能を自力でみるみる改善するコツ』（河出書房新社）など著書多数。

細谷 龍男（ほそや たつお）さん

東京慈恵会医科大学名誉教授

1972年東京慈恵会医科大学卒業。1997年同大第二内科（2000年内科学講座腎臓・高血圧内科と改組）教授。2013年4月から現職。日本痛風・核酸代謝学会理事長、日本腎臓学会・前理事、第110回日本内科学会総会・講演会会頭。

眞先 敏弘（まさき としひろ）さん

帝京科学大学 医療科学部 医学教育センター教授

1985年東京大学医学部医学科卒業。同大学医学部神経内科、国立精神・神経センター神経研究所、虎の門病院、防衛医科大学校などを経て、2000年、国立療養所久里浜病院 神経内科医長。ロックフェラー大学細菌病態・免疫学教室Research Associate、エディンバラ大学神経再生センターSenior Postdoctoral Fellowを経て現職。

宮本 健史（みやもと たけし）さん

熊本大学生命科学研究部 整形外科学講座教授

慶應義塾大学医学部 整形外科学 先進運動器疾患治療学寄付講座 特任教授（兼任）

1994年熊本大学医学部卒業、2001年同大学大学院博士課程修了。2004年慶應義塾大学医学部助手（整形外科/発生・分化生物学）、2006年同大学医学部講師、2008年同大学医学部特任准教授などを経て、2019年4月より現職。専門は、整形外科、骨代謝、骨粗しょう症、脊椎外科。2005年、整形災害外科学研究助成財団マルホ奨励賞、2007年、長寿科学振興財団 理事長賞、日本整形外科学会 学会奨励賞、2012年、日本骨代謝学会学術賞、2018年、日本リウマチ学会 学会賞を受賞。

井上 真奈美（いのうえ まなみ）さん

国立がん研究センター 社会と健康研究センター 予防研究部 部長

1990年筑波大学医学専門学群卒業、1995年博士（医学）。1996年ハーバード大学公衆衛生大学院修士課程修了（疫学専攻）。愛知県がんセンター研究所、国立がん研究センター がん予防・検診研究センター 予防研究部、東京大学大学院医学系研究科 健康と人間の安全保障（AXA）寄付講座特任教授等を経て、2018年4月より現職。がん、および慢性疾患の疫学研究、大規模コホート研究、国際統合解析プロジェクトなどを手がける。

井上 晴洋（いのうえ はるひろ）さん
昭和大学江東豊洲病院消化器センター長・教授
1983年山口大学医学部卒業、同年に東京医科歯科大学第一外科へ入局。その後、都立広尾病院、九段坂病院、日産厚生会玉川病院、春日部秀和病院、米国南カリフォルニア大学、昭和大学横浜市北部病院消化器センター准教授、昭和大学医学部教授、国際消化器内視鏡研修センター、昭和大学横浜市北部病院消化器センター（兼任）を経て、2014年より現職。専門は消化器内視鏡診断学・治療、食道・胃外科学。食道アカラシアや逆流性食道炎などの内視鏡治療における新しい術式開発にも取り組み、海外でも毎年多くの手術を行っている。

八木 雅之（やぎ まさゆき）さん
同志社大学 生命医科学部／糖化ストレス研究センター チェア・プロフェッサー 教授
1983年、京都工芸繊維大学卒業、1989年京都府立大学大学院農学研究科博士課程修了。臨床検査機器・試薬・機能性素材などの研究開発メーカーを経て2011年より現職。糖化・AGEs測定法の研究、糖化ストレス抑制対策・抗糖化素材の研究などを手がける。日本抗加齢医学会評議員、糖化ストレス研究会理事。『老けない人の食習慣』（辰巳出版）の監修などを務める。

星野 卓之（ほしの たかゆき）さん
北里大学 東洋医学総合研究所 医史学研究部 部長
1996年、自治医科大学医学部卒業。2009年、北里大学大学院医療系研究科（東洋医学）博士課程修了、同年より北里大学 東洋医学総合研究所 漢方鍼灸治療センター 漢方診療部勤務。2016年より現職。日本東洋医学会専門医・指導医・理事、日本内科学会専門医、日本消化器病学会専門医、日本医史学会代議員。

奥山 洋平（おくやま ようへい）さん
キユーピー 研究開発本部 食創造研究所 ファインケミカル開発部
2001年東京大学大学院 農学生命科学研究科 修士課程修了。キユーピー入社。入社後、経営企画部、研究開発本部、マーケティング本部に在籍。 2012年新規ビジネス公募制度「Try! kewpie」で最優秀賞に選出される。酢酸菌プロジェクトリーダーとして、2015年酢酸菌酵素の高濃度安定生産技術を構築、2016年10月酢酸菌酵素配合商品「飲む人のための『よいとき』」を全国発売。現在、研究開発本部 酢酸菌担当 技術士（農業部門）

乾 明夫（いぬい あきお）さん

鹿児島大学大学院 医歯学総合研究科 漢方薬理学講座 特任教授

1978年、神戸大学医学部卒業。神戸大学医学部・大学院応用分子講座消化器代謝病学分野で講師、助教授、診療科長などを経て、2005年、鹿児島大学大学院医歯学総合研究科 社会・行動医学講座 行動医学分野（現心身内科学分野）、鹿児島大学病院 心身医療科 教授。国際統合生命科学研究センター長、呼吸器・ストレスケアセンター長、漢方診療センター長を歴任。第3回 日本肥満学会賞、第1回 日本心身医学会池見賞、第10回 米国消化器病学会ヤンセン賞、蟹江松雄賞功労などを受賞。

佐藤 充克（さとう みちかつ）さん

山梨大学ワイン科学研究センター・客員教授

農学博士。東北大学農学部卒業後、メルシャン入社。東京大学農学部、カリフォルニア大学デービス校を経て、メルシャン酒類研究所・所長に就任。赤ワインのポリフェノールの研究を進める。NEDOアルコール事業本部、研究開発センター所長、山梨大学大学院ワイン科学研究センター、ワイン人材生涯養成拠点・特任教授、山梨県果樹試験場・客員研究員などを歴任。2018年から仙台秋保醸造所顧問。ワインおよびポリフェノールに関する論文多数。

庄司 大輔（しょうじ だいすけ）さん

リーデル ブランド・アンバサダー　日本ソムリエ協会認定ソムリエ

1971年神奈川県生まれ。明治大学文学部・文学科演劇学専攻卒。塾講師、レストラン勤務を経て、1998年日本ソムリエ協会公認ソムリエ呼称資格取得。1999年にボルドー地方のシャトー・トロット・ヴィエイユにてワイン造りに携わる。帰国後、ワインショップ勤務を経て、2000年リーデル・ジャパン入社。日本人初のリーデル社グラス・エデュケイターとなる。リーデルグラスの機能を分かりやすく伝えるため、日本全国を東奔西走している。

浅部 伸一（あさべ しんいち）さん

肝臓専門医 自治医科大学附属さいたま医療センター消化器内科元准教授

1990年、東京大学医学部卒業後、東京大学附属病院、虎の門病院消化器科等に勤務。国立がんセンター研究所で主に肝炎ウイルス研究に従事し、自治医科大学勤務を経て、アメリカ・サンディエゴのスクリプス研究所に肝炎免疫研究のため留学。帰国後、2010年より自治医科大学附属さいたま医療センター消化器内科に勤務。現在はアッヴィ合同会社所属。専門は肝臓病学、ウイルス学。好きな飲料は、ワイン、日本酒、ビール。

小林 一広（こばやし かずひろ）さん

Dクリニック東京メンズ 院長

1962年生まれ。北里大学医学部卒業後、同大学病院でメンタルヘルスケア中心の医療に従事。1999年に頭髪治療専門の城西クリニックを開院。精神科医として心身両面からの頭髪治療に力を注ぐ。2014年にメンズヘルスクリニック東京に名称を変更。著書に『病はケから』（幻冬舎）。

小田嶋 隆（おだじま たかし）さん

1956年生まれ。東京・赤羽出身。早稲田大学卒業後、食品メーカーに入社。1年ほどで退社後、小学校事務員見習い、ラジオ局ADなどを経てテクニカルライターとなり、現在はひきこもり系コラムニストとして活躍中。著書に『地雷を踏む勇気』『その「正義」があぶない』『超・反知性主義入門』『小田嶋隆のコラム道』『上を向いてアルコール』など多数。

［著者］ **葉石かおり**（はいし かおり）

エッセイスト・酒ジャーナリスト
一般社団法人ジャパン・サケ・アソシエーション理事長
1966年東京都練馬区生まれ。日本大学文理学部独文学科卒業。ラジオレポーター、女性週刊誌の記者を経て現職に至る。全国の日本酒蔵、本格焼酎・泡盛蔵を巡り、各メディアにコラム、コメントを寄せる。「酒と料理のペアリング」を核に、講演、セミナー活動、酒肴のレシピ提案を行う。2015年に一般社団法人ジャパン・サケ・アソシエーションを設立。国内外にて世界に通用する酒のプロ、サケ・エキスパートの育成に励み、各地で日本酒イベントをプロデュースする。著書に『酒好き医師が教える最高の飲み方』ほか多数。

［監修］ **浅部伸一**（あさべ しんいち）

肝臓専門医 自治医科大学附属さいたま医療センター消化器内科元准教授
1990年、東京大学医学部卒業後、東京大学附属病院、虎の門病院消化器科等に勤務。国立がんセンター研究所で主に肝炎ウイルス研究に従事し、自治医科大学勤務を経て、アメリカ・サンディエゴのスクリプス研究所に肝炎免疫研究のため留学。帰国後、2010年より自治医科大学附属さいたま医療センター消化器内科に勤務。現在はアッヴィ合同会社所属。専門は肝臓病学、ウイルス学。好きな飲料は、ワイン、日本酒、ビール。

カバー写真　BRAD-stock.adobe.com
図版　増田真一

初出　日経 Gooday

酒好き医師が教える もっと！ 最高の飲み方

2019年11月25日　第1版第1刷発行

著　者　　葉石かおり
監　修　　浅部伸一
発行者　　南浦淳之
発　行　　日経BP
発　売　　日経BPマーケティング
〒105-8308　東京都港区虎ノ門4-3-12
https://gooday.nikkei.co.jp/
装　丁　　小口翔平＋岩永香穂（tobufune）
編　集　　竹内靖朗、小野口哲
制　作　　アーティザンカンパニー
印刷・製本　大日本印刷株式会社

ISBN 978-4-296-10460-4

本書籍に関するお問い合わせ、ご連絡は下記にて承ります。
https://nkbp.jp/booksQA

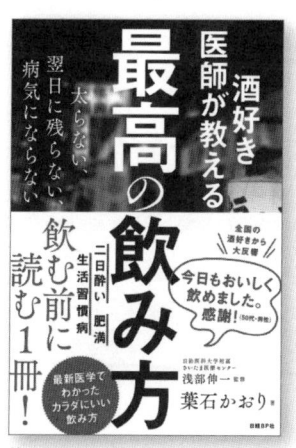